腰痛解消のポイントは
「舌圧」と「腹圧」!

内田式

風船エクササイズ

内田真弘

日貿出版社

はじめに

本書を手に取られたということは、あなたは腰に何かしらのトラブルをお持ちの方でしょう。

日本整形外科学会の調査報告では、腰痛に悩む人は全国で3000万人いると推計されています。つまり4人に1人が何らかの腰のトラブルを持っているわけで、もはや国民病といえるでしょう。実際に施術やスポーツトレーナーをしているわたしのところにも、腰痛でお悩みの方がたくさんいらっしゃいます。

そうした腰痛持ちの方の多くに共通しているのは、呼吸が浅く、腹圧が不足していることです。

詳しくは本文で説明しますが、腹圧（腹腔内圧）とはお腹の内臓が入っている空間の圧力のことです。しっかり鼻から息を吸った腹式呼吸をすることで横隔膜が動き、ちょうど空気でできたコルセットのようにわたしたちの腰を助けてくれるのです。ところが、現代人の多くは息が浅く、この腹圧が不足していることが腰

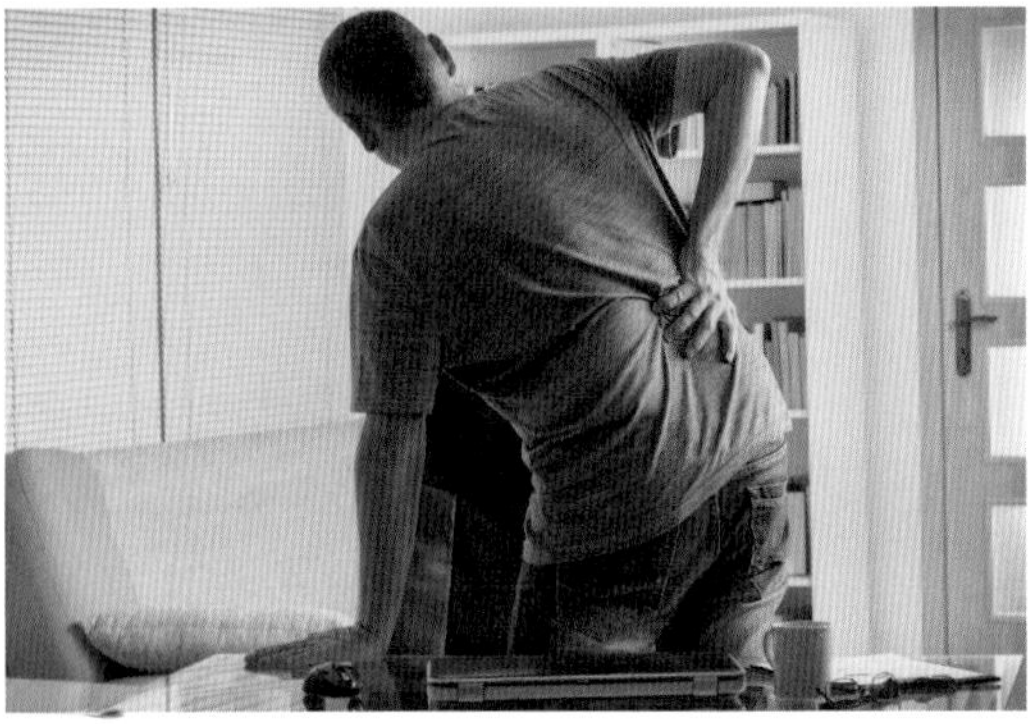

痛の原因のひとつになっているのです。

「じゃあ、腹式呼吸をすればいいのか」となるところですが、これが意外に簡単ではありません。

呼吸について書かれた本や情報は、それこそネットが登場する遥か以前からたくさん存在します。おそらく皆さんも少しネットで検索をすれば、様々な方法や理論を見つけることができるでしょう。一方で、どんなに文字や写真、動画を見て行っても、「よし、できた！」という確かな手応えを感じるのが難しいのが呼吸です。

なにしろいわれた通り頑張って息を吸ったり吐いたりしたところで、息が見えるわけではありません。また、そもそも普段は意識することなく行っていることなので、いざ「息をいっぱい吸って！」とか「しっかりお腹を動かした腹式呼吸をやりましょう！」といわれても、かえって緊張してしまい思うようにできないものです。


そこで登場するのが風船です。

実際に口にくわえた風船を膨らませることで、見えない「息」を可視化すると同時に、自分の体のどこを使って呼吸をしているのかを、頭はもちろん、体で理解するわけです。

簡単にいえば「呼吸の筋トレ」といえるでしょう。

ですので、筋トレと同じく最初から無理をする必要はありません。自分の体力に応じた重さ、この場合は段階を踏むことで誰でも確実に進歩することができます。

また呼吸はメンタルとも深く関係しています。しっかりした呼吸を身につければ、腰痛解消はもちろん、会議のプレゼンや大事なテストといった緊張する場面でも、落ち着いて対処できるようになるでしょう。

エクササイズを繰り返すうちに、何をするにしても腰が抜けず、それどころか、何事にも腰を入れて向かえるようになります。

わたしの生徒さんには、プロのスポーツ選手や格闘家、ダンサーなど、勝負の最前線で闘う人が多くいます。そうした人たちからも、「試合中の呼吸が楽になった」「腰の調子が良くなった」「勝負所で気力負けしなくなった」など、それぞれに効果を実感してくれています。

皆さんも是非、トライしてください！

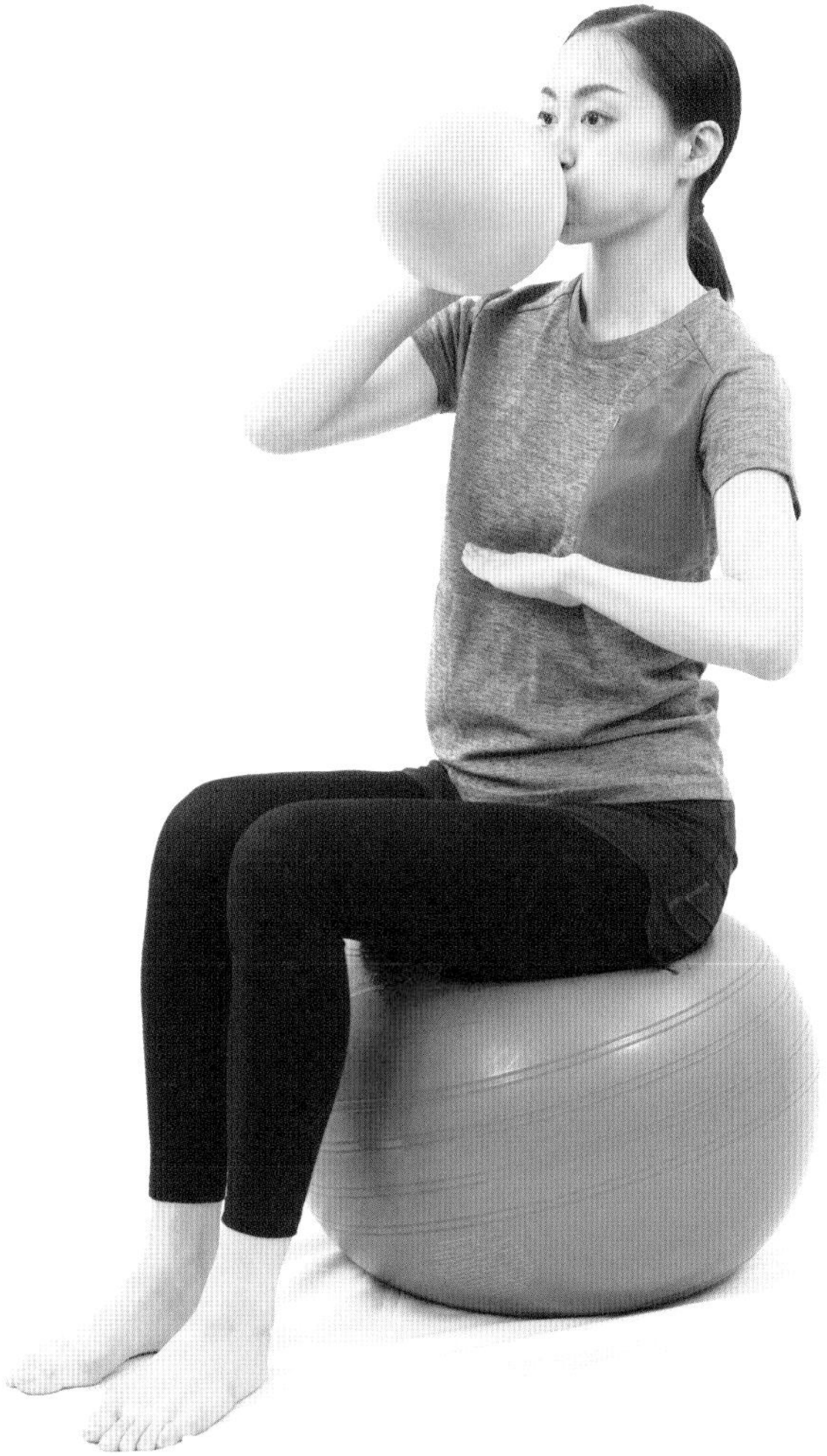

目次

Part 1

理論編 腰痛はなぜおこる？ 19

Part2 実践編　風船エクササイズをはじめよう！ 53

風船エクササイズQ&A 「こんな時、どうすればいいの？」 94

風船エクササイズ「上級編」 110

本書の動画について

本書では、より読者の理解を助けるために、携帯電話、スマートフォンなどで再生できるQRコードを掲載しています。動画はすべてYouTube（http://www.youtube.com）の動画配信サービスを利用して行われています。視聴については著作権者・出版社・YouTubeの規定の変更などにより、予告なく中止になることがあることを予めご了承ください。

※QRコードは（株）デンソーウェーブの登録商標です。

わたしの風船エクササイズ体験記

ここでは実際に風船エクササイズを体験した方の声を集めました。
※ご本人の了解をとった上で、お名前は実名でご紹介させていただいています。

「腰痛などの症状が改善！ プレーが変わった！」

サッカー横浜FCトレーナー
西尾《にしお》 悠《ゆう》

「風船エクササイズを行うことで、腰痛などの症状改善やパフォーマンス向上などの効果を感じています。

特に、腹圧を高めることで、体をぶつける力やシュート力、90分間走り抜ける力が身についていると実感しています。

呼吸と姿勢を改善することで、大きくプレーが変わっています。

是非、読者の方々にも体感してほしいです！」

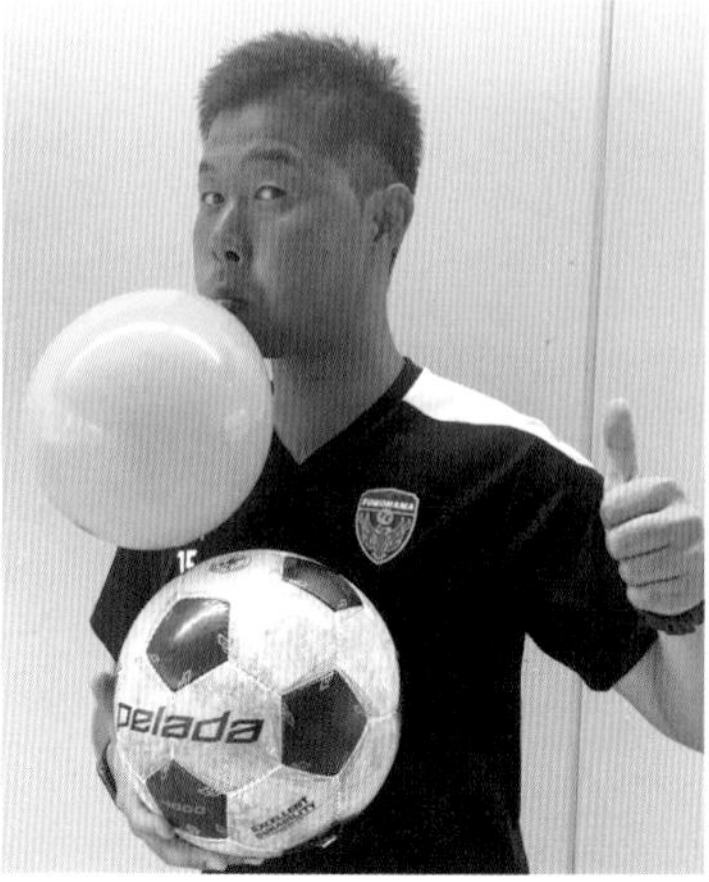

2007年～2009年　横浜FCユースで活躍。2017年より指導を開始。横浜FCスクールコーチ、横浜FCジュニアユース戸塚トレーナーを経て、2018年より横浜FCアカデミートレーナーを務める。写真提供：西尾悠氏

「腹圧がアップ！ 私の欠かせないルーティンです」

日本フィンスイミング界のレジェンド
堀内《ほりうち》ただす

「イルカのように体をうねらせて泳ぐモノフィンスイミングでは、体幹、とりわけ腰を固めずに柔らかく動かし続けながらも大きな力を出し、なおかつ姿勢を保たなければいけません。

これらの課題を達成するためには筋力ではなく〝腹圧〟で、下半身の動きを支え、上半身を安定させます。風船エクササイズは私の欠かせないルーティンとなっています」

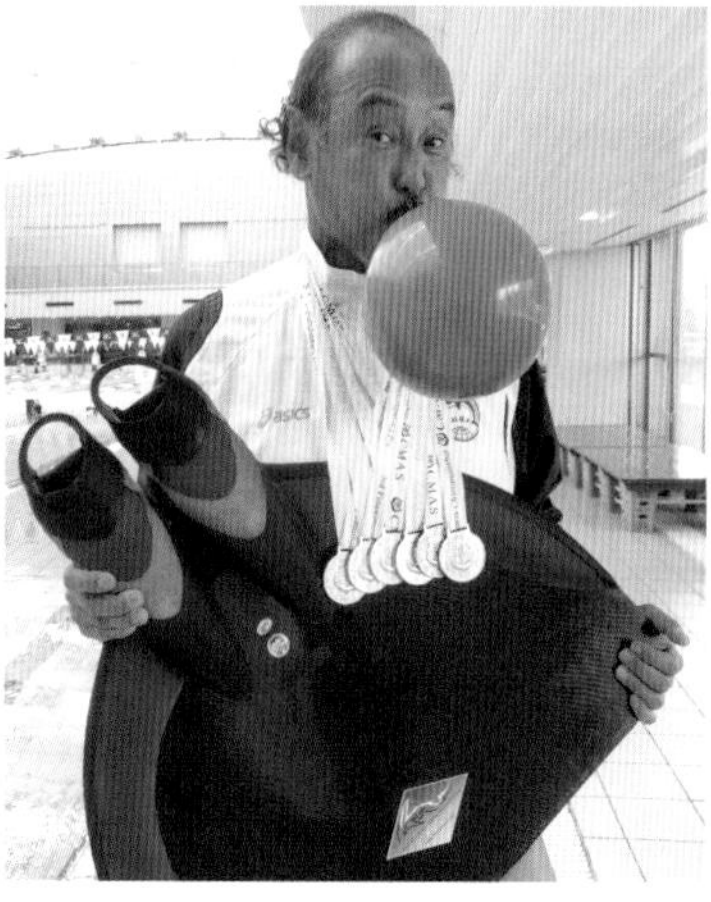

フィンスイミングでアジア４冠、世界７位、世界マスターズ優勝14回という前人未到の記録を保持する「レジェンド」。写真提供：堀内ただす氏

「お陰様で20年近く治療を行えています」

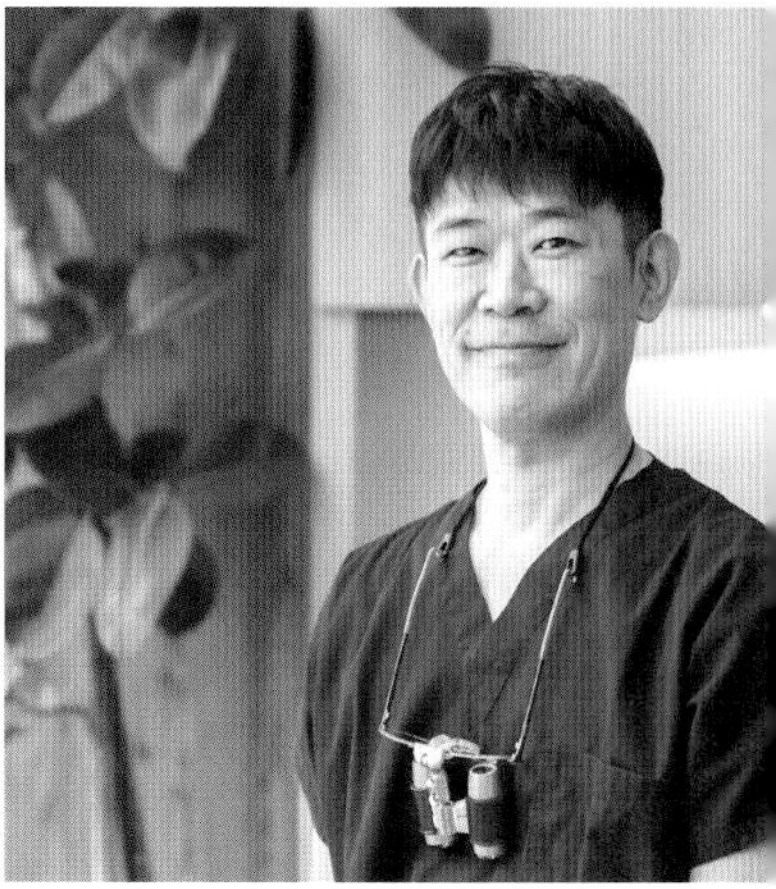

写真提供：長谷川裕司氏

横浜市 はせがわ歯科クリニック 院長
歯学博士
長谷川《はせがわ》裕司《ひろし》

「長年、歯科医として患者さんに向き合ううちに体に無理がたたり、駆け込んだのが著者の治療院でした。お陰様で、以来20年近く、今も毎日細かな治療が行えています。

　この本には呼吸をテーマに、口や舌などの使い方について、毎日の健康と病気予防に欠かせないエッセンス（真髄）がふんだんに含まれています。是非皆さんも実践して、健康的な毎日を取り戻しましょう」

「試合前の腰痛から解放されました！」

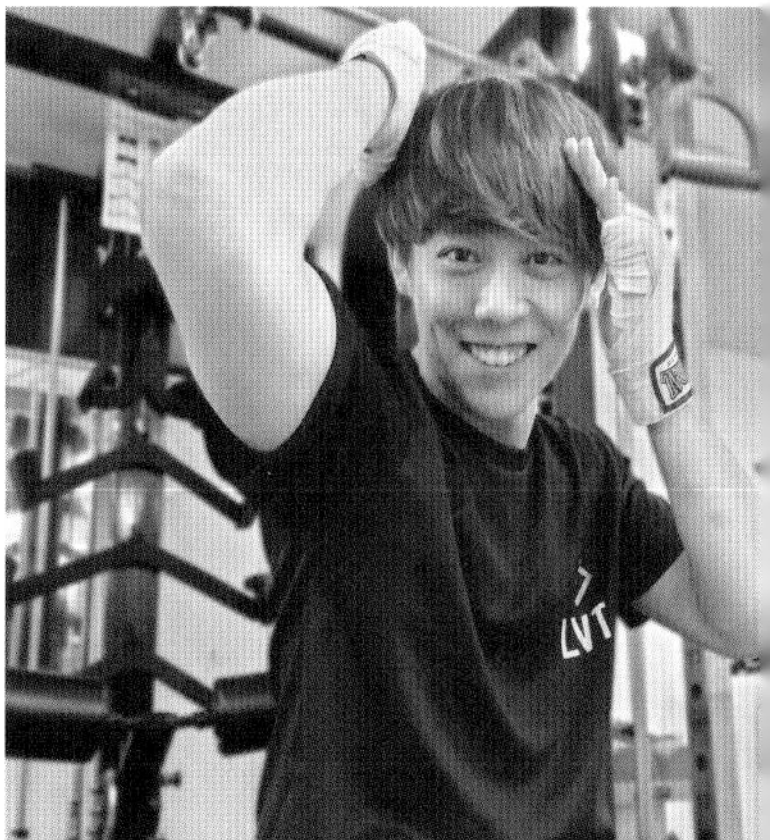

TSK Japan所属　RISE ウェルター級１位、LPNJ スーパーライト級王者、WMC日本スーパーライト級王者、J-NETWORK スーパーライト級王者。
写真提供：實方拓海氏

キックボクサー
實方《さねかた》拓海《たくみ》

「試合前になると腰痛が酷くなることがよくあり、内田先生から呼吸の仕方がよくないと指導されました。風船エクササイズをトレーニングに取り入れてから腰痛から解放されて、酷くなることが少なくなりました。

　ストレスと腰痛の関係も、腹圧をかける呼吸ができていないと腰痛を感じると説明されて納得がいきました」

「呼吸のトレーニングで、テンポが掴めるようなりました」

パルクール女子フリースタイル日本代表

近藤《こんどう》凪紗《なぎさ》

「最初は風船を膨らませるのが難しかったのですが、トレーニングを続けることによって腹圧をかけられるようになってきました。

パルクールは、着地をしてからすぐに次の動きにつなげなければなりません。その動きをスムーズに行うのが難しいのですが、呼吸のトレーニングをしたことによってテンポを掴めるようになりました」

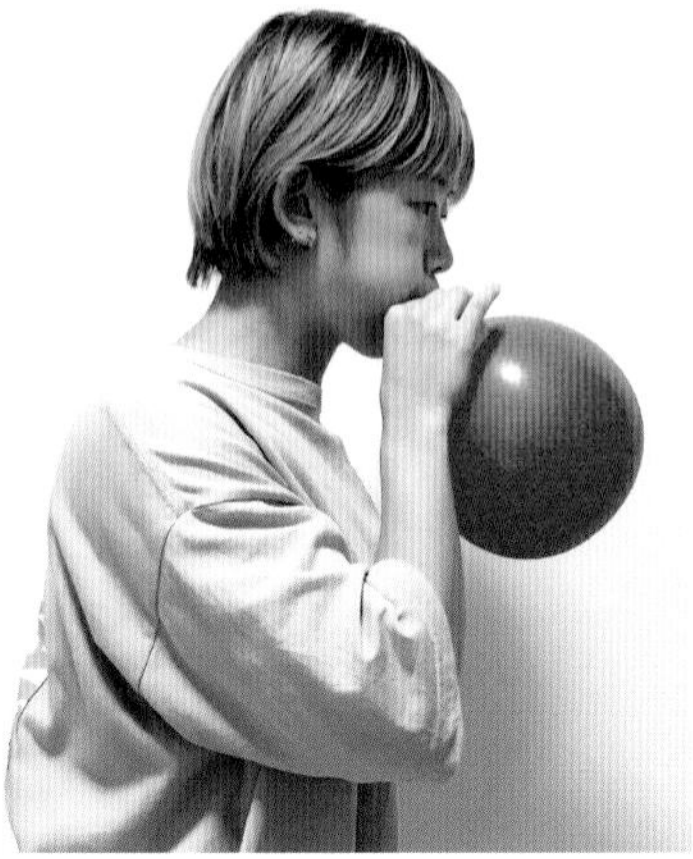

パルクール女子フリースタイル日本代表。第3回日本選手権フリースタイル3位。2023年FIGワールドカップモンペリエ大会フリースタイル5位。写真提供：近藤凪紗氏

「できた時の喜びが刺激的！　指導も変わりました」

競泳・フィンスイミング

月岡《つきおか》麻美《まみ》

「内田先生のお教室に通いはじめてから自分はもちろん、指導している生徒に対するアプローチも変わりました。

できないことも多いのですが、その〝できないこと〟が楽しすぎて、できた時の喜びが刺激的！　普段から知識を植えつけることよりも、感覚で体得するタイプですが、学びのなかに沢山のヒントがあり指導や練習に対しての戦略に活かしています」

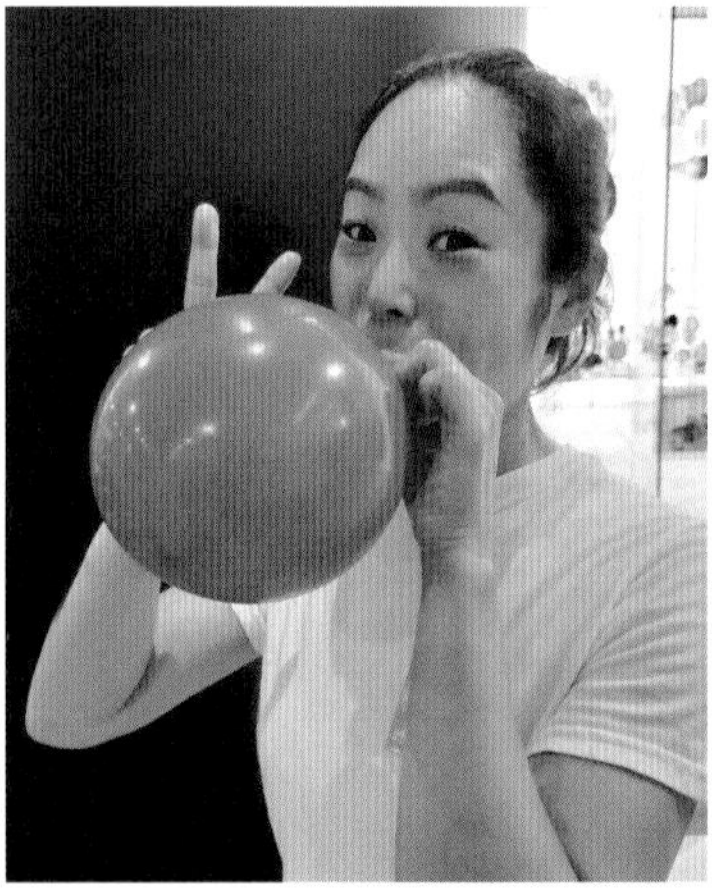

競泳・フィンスイミング：世界選手権200mCMASビーフィン7位、アジアインドアゲームズ 100mCMASビーフィン2位、マスターズ水泳40歳区分日本記録保持（バタフライ、クロール）写真提供：月岡麻美氏

「パンチの威力がアップ！ 回復力も変わった！」

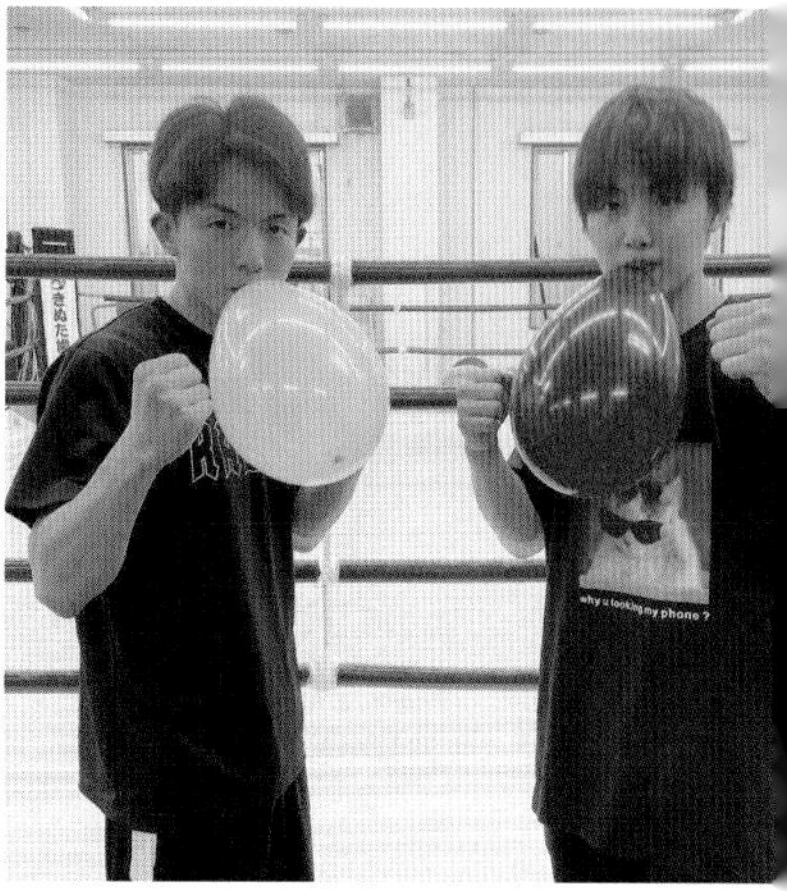

矢野乃莉守（左）花形ジム所属　フライ級。矢野円来（右）花形ジム所属　フェザー級。写真提供：矢野乃莉守氏

プロボクサー

矢野乃莉守《やののりす》・矢野円来《やのまるく》

「内田先生の指導を受けて、パンチの打ち方・威力、スタミナがアップしました。またインターバル中の回復方法やメンタルの保ち方などが、それまでとは180度変わりました。〝呼吸を変えるだけで、こんなにも変わるのか〟と実感しています。

内田先生の指導は、〝頭でわかることと、体でわかることは別〟ということが何よりも体感できると思います」

「呼吸がしやすくなり、踊りが安定しました」

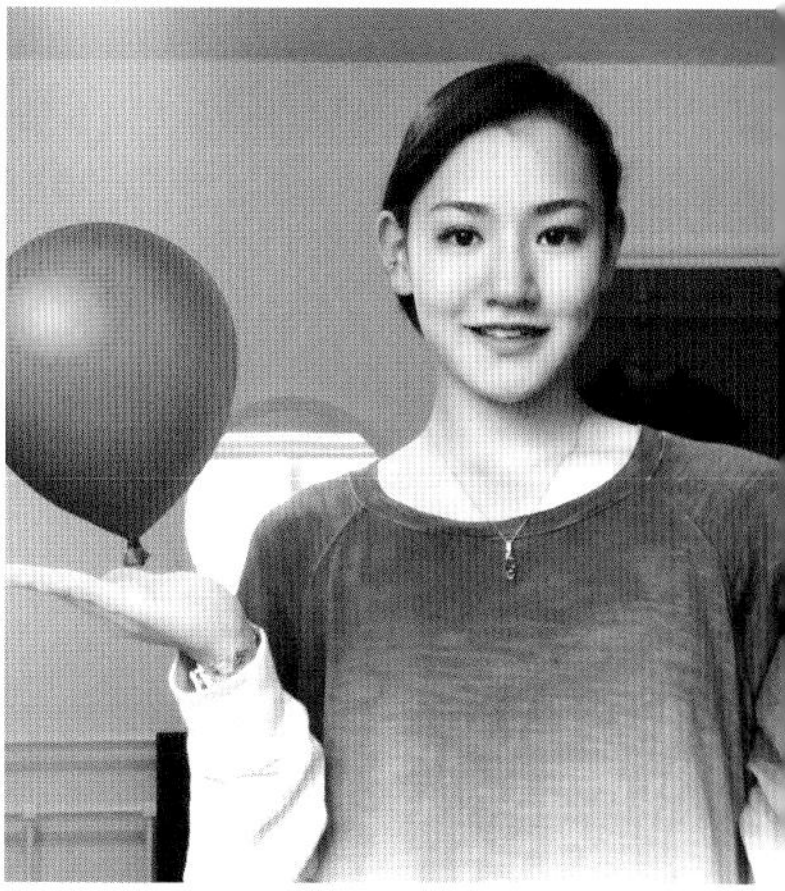

写真提供：安留志の氏

バレエダンサー

安留志《やすとめし》の

「内田先生から呼吸の指導を受ける前は、踊りの途中で呼吸が苦しくなっていました。そのため連続で踊ることが難しく、パフォーマンスにも影響が出ていました。

風船エクササイズで呼吸の方法や腹圧の感覚を学んだことで、呼吸がしやすくなり、踊りにも安定感と持久力が出てきました。先生に教えていただいたことを普段から意識することで、舞台でのパフォーマンスも上がりました！」

わたしの風船エクササイズ体験記

こちらでは一般の方からの声を紹介しています。

「腰痛も痺れもほとんど出なくなった」

67歳 男性

「ゴルフが趣味なのですが腰痛と足の痺れがあり、脊柱管狭窄症と医者から診断され、知人の紹介で先生の治療を受けに来ました。「腹圧がかからない時は痛みと痺れが強く出ますよ」と説明されても最初はわかりませんでしたが、呼吸の調整、鼻呼吸そして風船を使ったエクササイズをはじめてから腰痛も痺れもほとんど出なくなりました」

34歳 男性

「腰痛と首の痛みが酷くて先生の治療をうけました。「首が短くなると腰痛が酷くなりますよ」と説明され、風船を使ったテストをしたところ、自分の呼吸がおかしいことを実感しました。そこから鼻呼吸のエクササイズを取り入れることで、ある程度の痛みは自分でコントロールできるようになりました。風船エクササイズを続けるなかで、腹圧の大切さを、身をもって体験しています」

「腹圧の大切さを、身をもって体験しています」

35歳 女性

「息苦しさが気になり腰痛も酷くなってきた時に、先生の治療を受けました。「ギックリ腰になりそうな時はいびきが酷くなりますよ」といわれて、そういえば最近、自分のいびきで目が覚めるということに気がつきました。そこで風船テストをしたら案の定風船がキープできず鼻呼吸もできていませんでした。風船エクササイズとトレーニングをしてからギックリ腰にはなっていません」

52歳 男性

「夜も寝られないほどの腰痛に悩まされ、どこにいっても「原因がわからない」といわれ、最後の望みという気持ちで、知人の紹介で先生の治療を受けました。

〝呼吸を整えて風船で腰痛を治す〟という説明に、最初は半信半疑でしたが、膨らまなかった風船が膨らむようになり、その大きさをキープできるようになると、嘘のように腰痛がなくなりました。今では会社でも空き時間には風船を膨らませています」

「嘘のように腰痛がなくなった！」

50代　女性

「先生のもとで3カ月に一度、体の本質をガッツリ学び、実践しています。もっというと人間の本質を伝えてもらっている感じで、教えていただいたことを言葉にするのは難しいのですが、体はちゃんと反応しているのが面白いです。なぜそれがわかるかというと指導を受けた翌日の身体感覚が全然違うからです。はっきりした変化としては、眠りがかなり深くなり、首の位置、肩の位置がまったく変わりました。

「呼吸の質が美容、健康、心のすべての質を決める」

特に前にいきがちな首の位置が後ろにきて、首や肩から余計な力みが抜けて、首がちゃんと立つようになりました！　また呼吸も深くなり、顔の引き締まりも格段に良くなりました。

こんなにも全身の感覚が違うのにやっていたことといえば、〝風船を使って呼吸すること〟ほぼこれだけです。

もちろんただ風船を膨らませるだけではなく、そのなかで本物の鼻呼吸と本物の腹式呼吸を身につけられるのです。

呼吸は人間が生きるために欠くことのできないものです。一番重要なものなのに、ほとんど気にしていなかった呼吸に気がつき、その質を上げることが、美容、健康、心すべての質を決める、もっといえば人生を決めるといってもいいくらいです。先生に教わったことをこれからも夫婦で続けていきたいと思います」

100円ショップでOK!

本書で使う風船について

本書で使っている風船は、100円ショップで販売されているものです。もちろんそのほかで購入されたものでもOKです。

大きさは11インチ（27・94センチ）、9インチ（22・86センチ）などいくつか種類がありますが、初心者のうちは大きめのサイズがおすすめです。

またはじめて風船を使う時には、先に手で伸ばしておくと膨らませやすくなります。

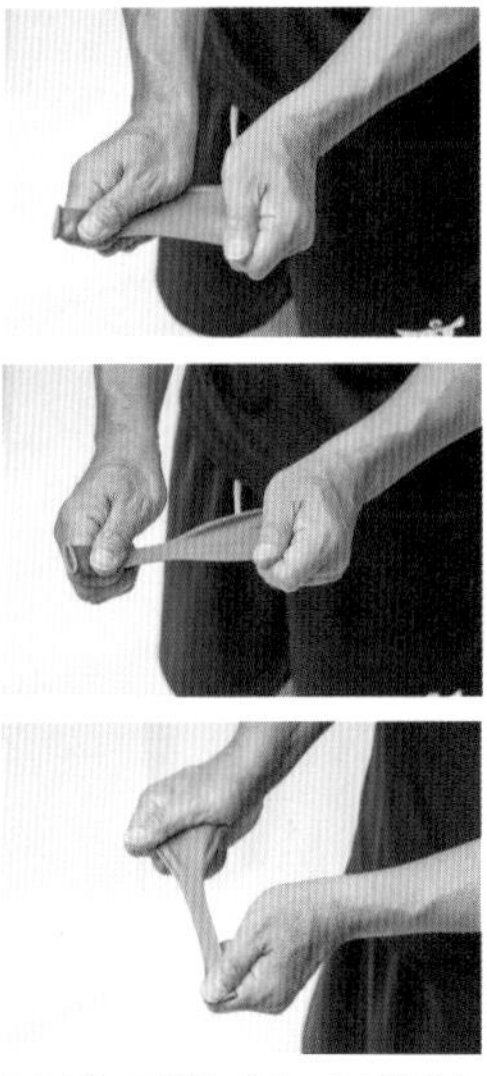

使う前に風船を手で、口の部分まで縦横に伸ばしておくと、膨らませやすくなります。

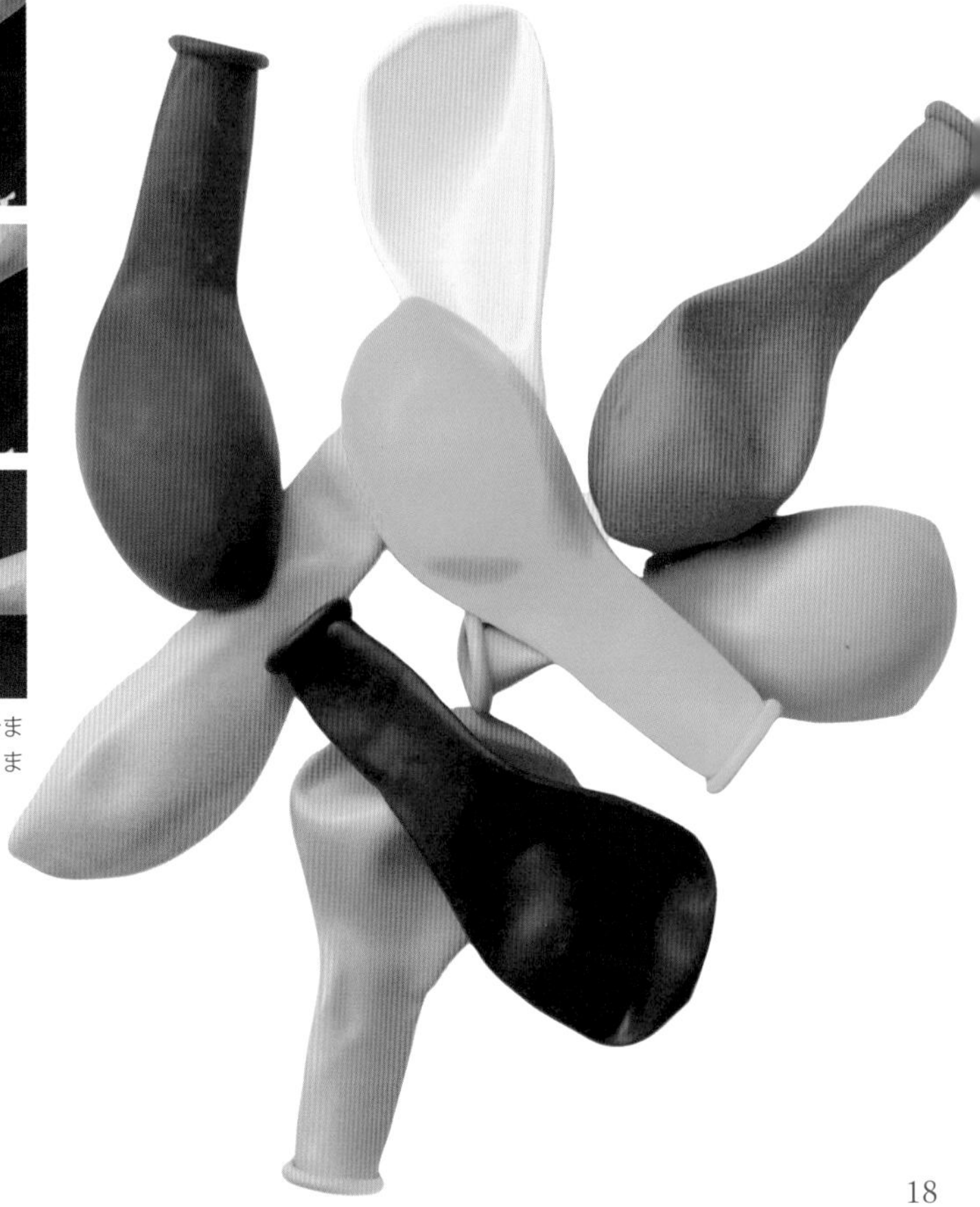

Part 1

理論編
腰痛はなぜおこる？

一言で腰痛といっても、構造的なものからメンタルが原因のものまで、実にたくさんの腰痛が存在します。

一方で、現代医学では、腰痛の原因の多くは構造的な問題だと考え対処するのが主流となっています。簡単にいえばレントゲンなどで「可視化できるもの」が、その治療やリハビリの対象となっているわけです。

こうした現状を踏まえると、腰痛の代表的なものとしては、

・腰椎椎間板ヘルニア
・脊柱管狭窄症
・腰椎分離症
・すべり症
・腰椎椎間板変性症
・筋筋膜性腰痛症

などがあります。これらは筋肉や骨、椎間板がすり減ってしまったり神経が圧迫され

たりといった機械的な不具合や、過度な運動によるもの、逆に運動不足による血行不良が原因であるといわれています。

対処方法としてはマッサージやストレッチからはじまり、痛み止めの投薬や注射、さらに変形などが酷い場合には手術ということも選択肢になってきます。

それぞれ「痛み」を遠ざけるのには有効で、「腰の痛みで夜寝られなかった」という人にとっては福音でしょう。ですが、そもそも「痛み」というものは人間における体の異常を伝えるアラームです。火事でいうなら火災報知器が感知して、サイレンが鳴り響いている状態なのです。それを「サイレンがうるさくて不快だから」と、火災報知機を止めたとしても、火事そのものは鎮火したわけではありません。適切なケアをしなければ、次はもっと大きなサイレンが鳴り響くこともあり得るわけです。

さらに厄介なことに、痛みは本人の主観のため、痛みに強い人から、鈍感な人、敏感な人と様々で、これらを客観的にとらえて個別に対応するということは治療する側にとっても至難の業といえます。そうしたことから、どうしても客観的に原因が明らかな、レントゲンやCTで見ることができる「可視化できる痛み」、つまり骨折や肉離れ、神経の圧迫などに注意が集中することになるわけです。

こうした原因がはっきりわかる腰痛は「**特異性腰痛**《とくいせいようつう》」と呼ばれます。一方で、原因がはっきりしない腰痛は、「**非特異性腰痛**《ひとくいせいようつう》」と呼ばれ、実は腰痛の85パーセント※はこちらだといわれています。

非特異性腰痛は、医学的には「痛覚変調性疼痛《つうかくへんちょうせいとうつう》」と呼ばれ、怪我や炎症など体が傷つくことで起きる「侵害受容性疼痛《しんがいじゅようせいとうつう》」、事故や脳卒中などで神経が傷ついて起きる「神経障害性疼痛《しんけいしょうがいせいとうつう》」のどちらにも当てはまらないことから、「第3の痛み」「不定愁訴」とも呼ばれています。

その特徴として、

- **骨や筋組織、神経に不具合は見られないけれど痛む。**
- **好きなことをしている時にはそれほど痛みは気にならないのに、嫌なことをする時や精神的な疲れが溜まってきた時に痛む。**
- **不安や怒りなどストレスを感じた時に痛んだり、痛みが強くなったりする。**

などといったことが挙げられます。

※2016年に発表された「山口県腰痛スタディ」をはじめ、近年では腰痛に関する研究が進められており、この数字は変わる可能性があります。

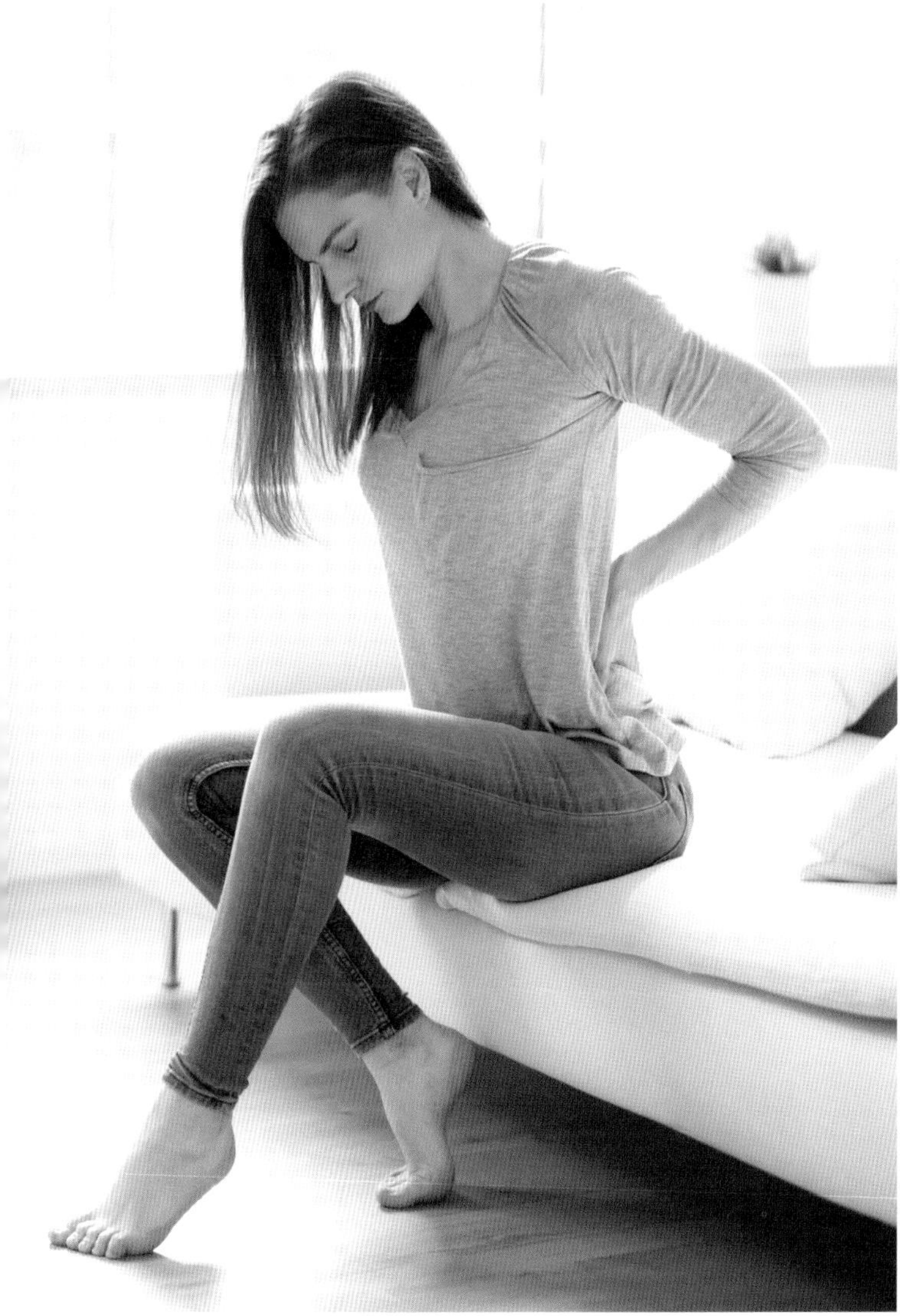

その仕組みについては、まだわからないことが多く、脳の神経回路の変化で起きていて、痛みに対する過敏症を引き起こしていると考えられています。

すべては「呼吸」につながる！

こう説明すると、「なるほど、痛みには2種類あるんだな」と思われるかもしれませんね。しかし実際にはこの「原因がわかる痛み」と「原因がわからない痛み」は相互に作用しているものが多く、それが本人はもちろん、お医者さんをはじめとした治療にあたる側にとっても問題を難しくしているわけです。

また、現代医学では基本的に、「病気とは突き詰めれば原因に行き着き、その原因を取り除いたり、変えたりできれば病気は治る※」と考えていることも、難しくしている理由のひとつです。ところが実際の多くの病気は、腰痛を含みひとつの原因から引き起こされることは珍しく、実際には複数の要因・因子が関連して引き起こされています。

つまり「腰が痛い！」という症状は同じでも、その理由（発生因子）はひとつではなく、骨格や筋肉などの構造的なものから、気分や感情、人間関係や社会的立場などを含むメンタルが複雑に絡み合い、その結果「腰痛」として自覚されるわけです。

※この「病気は原因に行き着く」という考え方を要素還元主義、「原因を取り除ければ病気は治る」という考え方を人間機械論といいます。

腰痛の原因は、筋肉や骨などの構造的な問題と、メンタルが複雑に絡み合っていることが多く、本人はもちろん、治療にあたる側も対処に困ることが少なくありません。

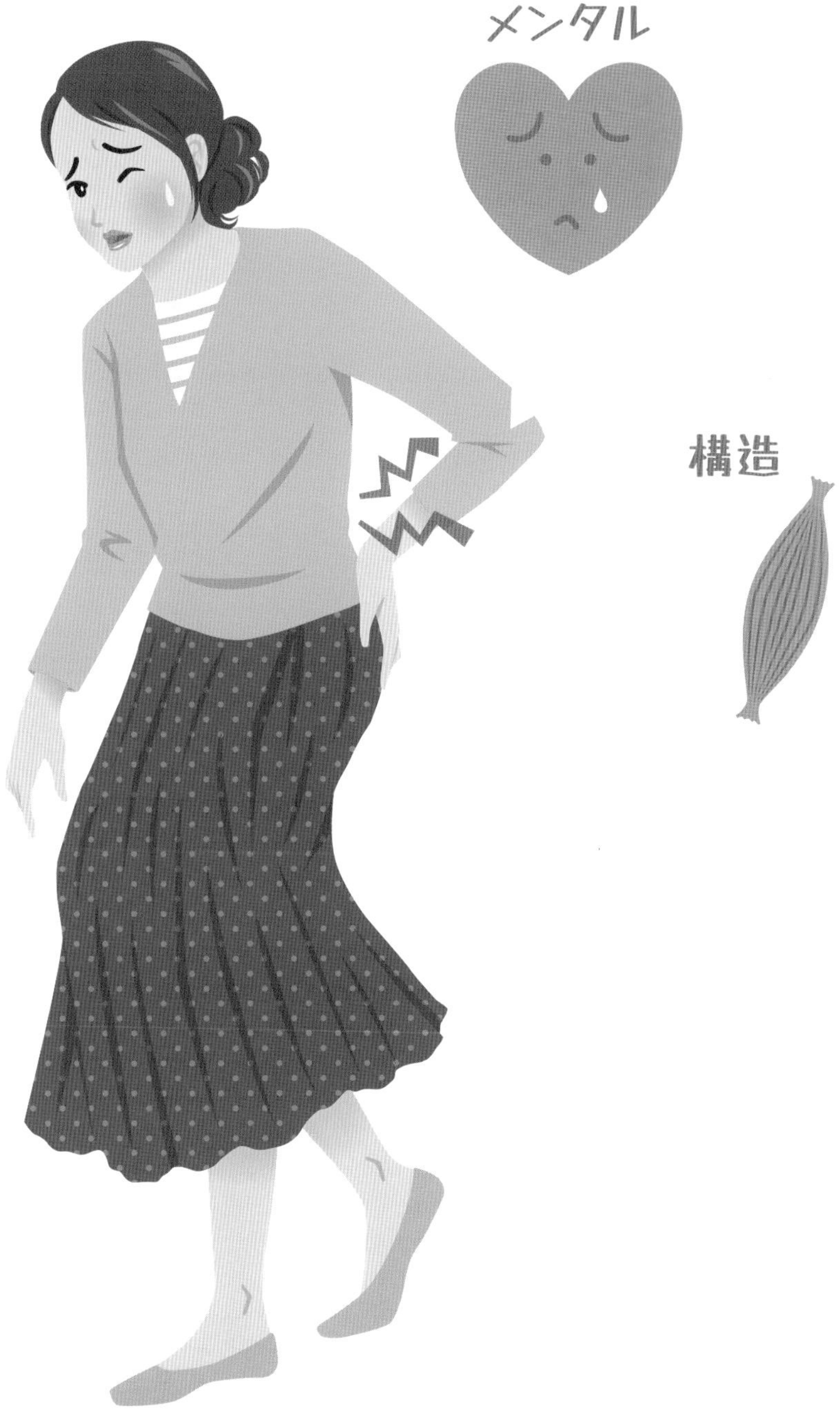

こう考えると「腰痛」とは実に多くのパラドクス、矛盾を含む病気であることがわかります。

ここで改めて本書をお読みの方に知っておいてほしいのは、我々は、「質量のある物質（細胞、組織、骨、筋肉神経、血液、内臓、脳など）」と、「質量のないエネルギー（感情、気持ち、思考、マインド、メンタル、スピリチュアルなど）」の両方から成り立っているということです。

昔から「病気は気から」といわれますが、体も心も、どちらが欠けても正常な生命活動はできないのです。

ここまで読んできたところで、
「腰痛の原因が複雑なのはわかったけど、結局どうすればいいの？」
と思われる人もいるかもしれませんね。

実はここまで書いてきた腰痛の原因、すべてに共通するのが「呼吸」なのです。

適切な呼吸は自律神経とストレスに働きかけて腰痛を緩和させます。またしっかり呼吸をすることで、体のなかにある「呼吸筋」と呼ばれる体幹の筋肉が活性化し、腹圧が生まれ腰の骨（腰椎）をサポートすることができます。

つまり、「呼吸」は、メンタルとフィジカルを同時に調整できる唯一のシステムといってても過言ではないのです。

体の要「腰」

さて改めて腰です。「体の要」と書くことを含めて、「腰を入れる、腰が抜ける、へっぴり腰、および腰、腰が重い、腰を上げる、腰を据える、腰砕け」などなど、腰に関連した「からだことば」はたくさんあります。

こうした「からだことば」は、わたしたちの体がダイレクトに精神面、心の在り方や感情などと関係している、いわゆる武道などでいわれる「心身一如《しんしんいちにょ》」であることを表しています。

また「仕事に対する姿勢ができていない」という時に登場する「姿勢」も、単に鏡に映して目に見える形としての「姿勢」ではなく、メンタルも含めた全人的な様子を表したものといえるでしょう。こう考えると、数ある腰痛のなかでもいわゆる「ギックリ腰」は、心と体が強く結びついていることを表すものといえます（望ましい形ではありませんが）。

ギックリ腰は、「急性腰痛症」の別名で、加齢や座りすぎによる筋力低下や関節の可動域の低下、運動不足などにより、不意に体を伸ばしたり、重いものを持ち上げたりした時に起きることが多く、一般には筋肉や骨、関節などといった、体の構造的な問題（特異性腰痛）として説明されることが多いようです。それ自体は間違っていないのですが、感情やメンタルなどの心理的ストレスなどによる自律神経の乱れと関連が深いことも知られています。実際にわたしが診ている患者さんにお話を伺うと、「ふっと気を抜いた時」「仕事の忙しさが一段落してホッとした時」など、**メンタルの変調と関連していることが非常に多いです。**なかには事前に「なんとなく嫌な予感がした」といった「虫の知らせ」を感じている方も少なくありません。

つまり、マグマのように溜まっていた、肉体的な疲労とメンタルの不調が、フッとした瞬間に襲ってくるのが「ギックリ腰」といえるでしょう。

呼吸と腹圧、ギックリ腰

このギックリ腰が実際におこるまでを、「呼吸」を中心に順番に見ると、

1　仕事や勉強などのストレスで「呼吸が浅くなる」。
2　呼吸が浅くなると「腹圧が下がる」。
3　腹圧が減ると、体を支えるために腰の「筋肉が緊張する」。
4　仕事や勉強が一段落して、ストレスが減ると腰の筋肉の「緊張がゆるむ」。
5　腹圧による支えがないため、腰に負担が集中し「腰痛やギックリ腰が発生する」。

といったパターンが多いようです。もちろんこれは一例ですが、腰痛が起きる大まかな仕組みとして覚えておくと、これからの話がわかりやすくなります。

仕事や勉強などのストレスで呼吸が浅くなる

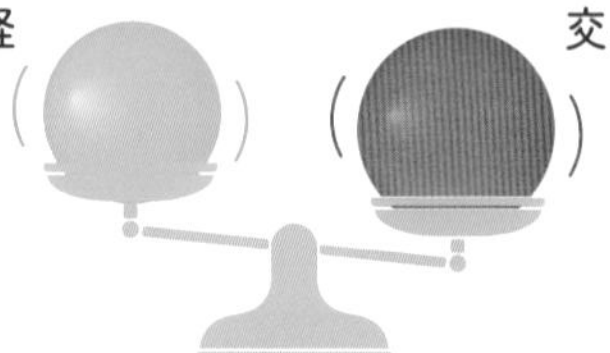

わたしたちの体は、緊張する場面になると自律神経のひとつ交感神経が優位に働き、自然に血圧が上がり、呼吸が速くなるようになっています。アドレナリンが分泌された、いわゆる「戦闘モード」といえる状態で、これがあるからこそわたしたち人類は、自分より大きな動物を狩り、厳しい自然環境に耐えて生き残ってきたのです。

一方で現代人は、この「戦闘モード」でいる時間がとても長くなっています。仕事や勉強はもちろんですが、テレビやネットニュース、SNSと様々な情報が際限なく入ってくる現在は、目を瞑るまで終わりのない緊張状態のなかにいるといえます。その結果、体は強張り呼吸も浅くなってしまいます。

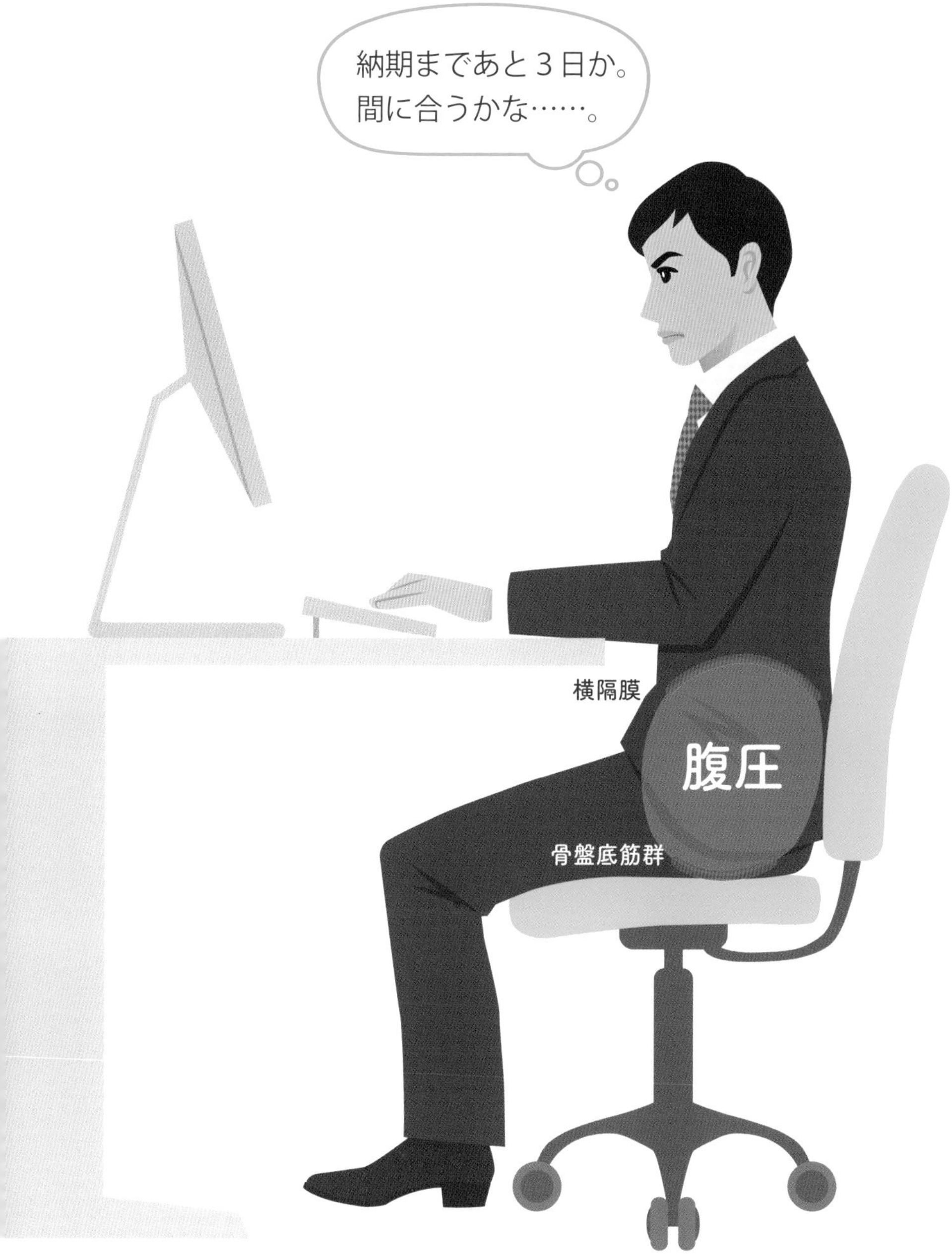
納期まであと３日か。
間に合うかな……。
横隔膜
腹圧
骨盤底筋群

呼吸が浅くなり、腹圧が下がる

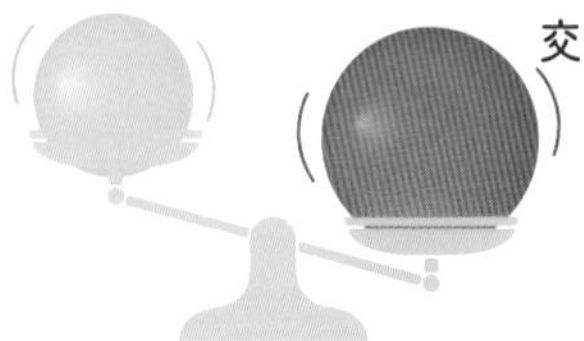

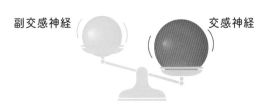

ここで登場するのが「腹圧」です。

正確には「腹腔内圧」と呼ばれるもので、横隔膜の下にある内臓が収まった空間内の圧ことをいいます。

横隔膜は呼吸筋のひとつで、胴体を上下に分けるゴムの膜のようにあり、これが下がると腹腔内の圧力「腹圧」が高まります。この状態はちょうどお腹にクッションが入ったようなもので、頭をはじめ重い上体を支える背骨を助けてくれます。

逆に緊張状態が続き呼吸が浅くなると、横隔膜はあまり動かず腹圧は下がり、その結果背骨への負担が増え、痛みとなって現れます。

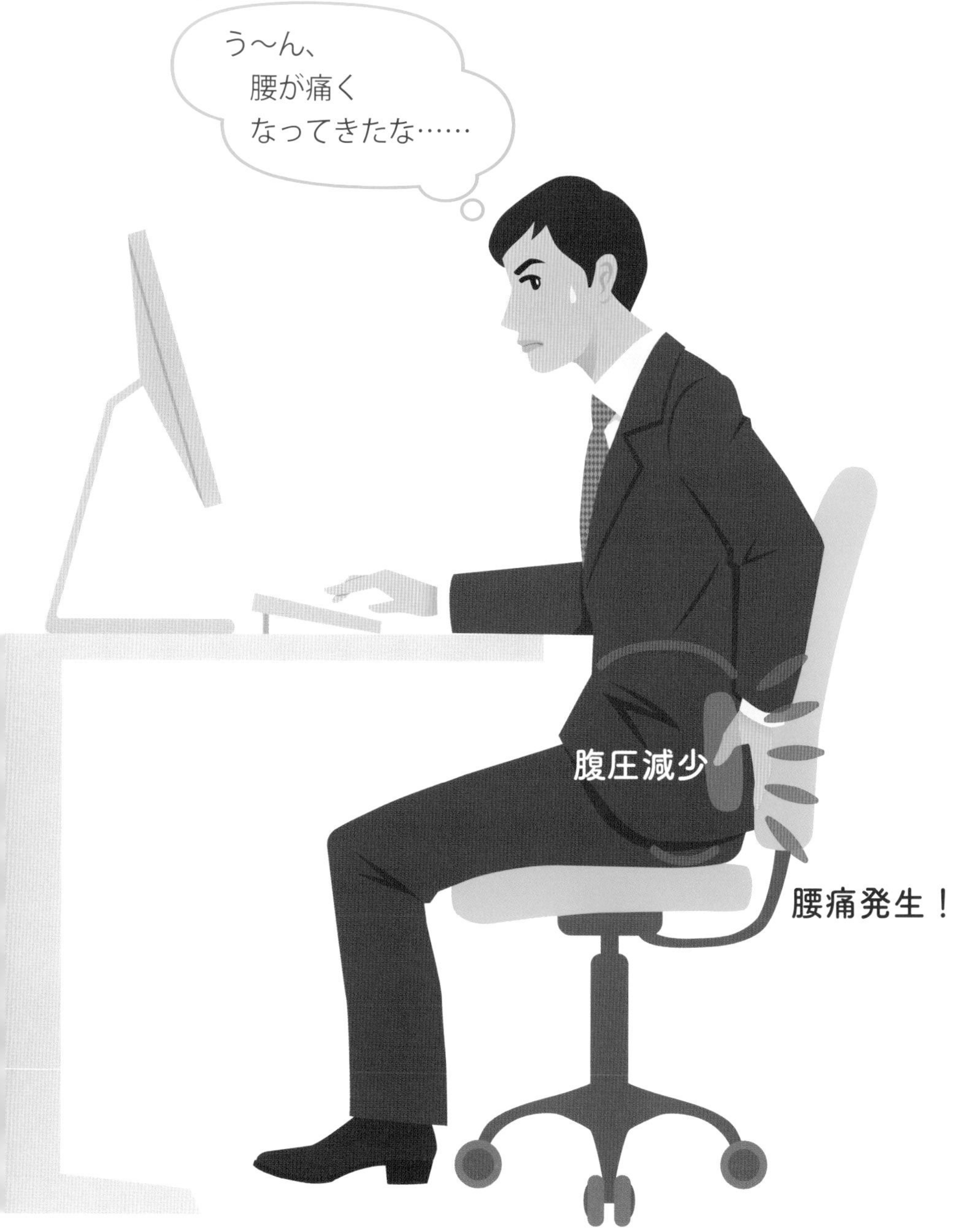
う〜ん、
腰が痛く
なってきたな……
腹圧減少
腰痛発生！

体を支えるために
背骨・腰の筋肉が緊張する

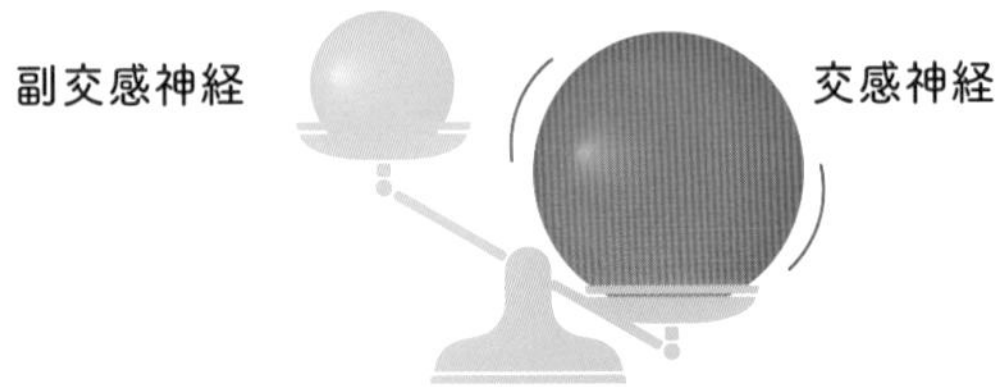

腹圧のサポートがなくなると、その代わり背骨を固めて体を支えようと、背骨の周りの筋肉を緊張させることになります。

もともと緊張状態にあった体をさらに固めるわけですから腰はもちろん体に良いわけはありません。ところが交感神経が優位な状態で分泌されるアドレナリンには、痛みを一時的に麻痺させる作用があるので、頑張っている間は痛みに気がつきにくくなっています。皮肉なことですが、緊張状態が続くことで痛みを忘れることができるわけです。もちろんいつまでもこれが続くわけではありません。

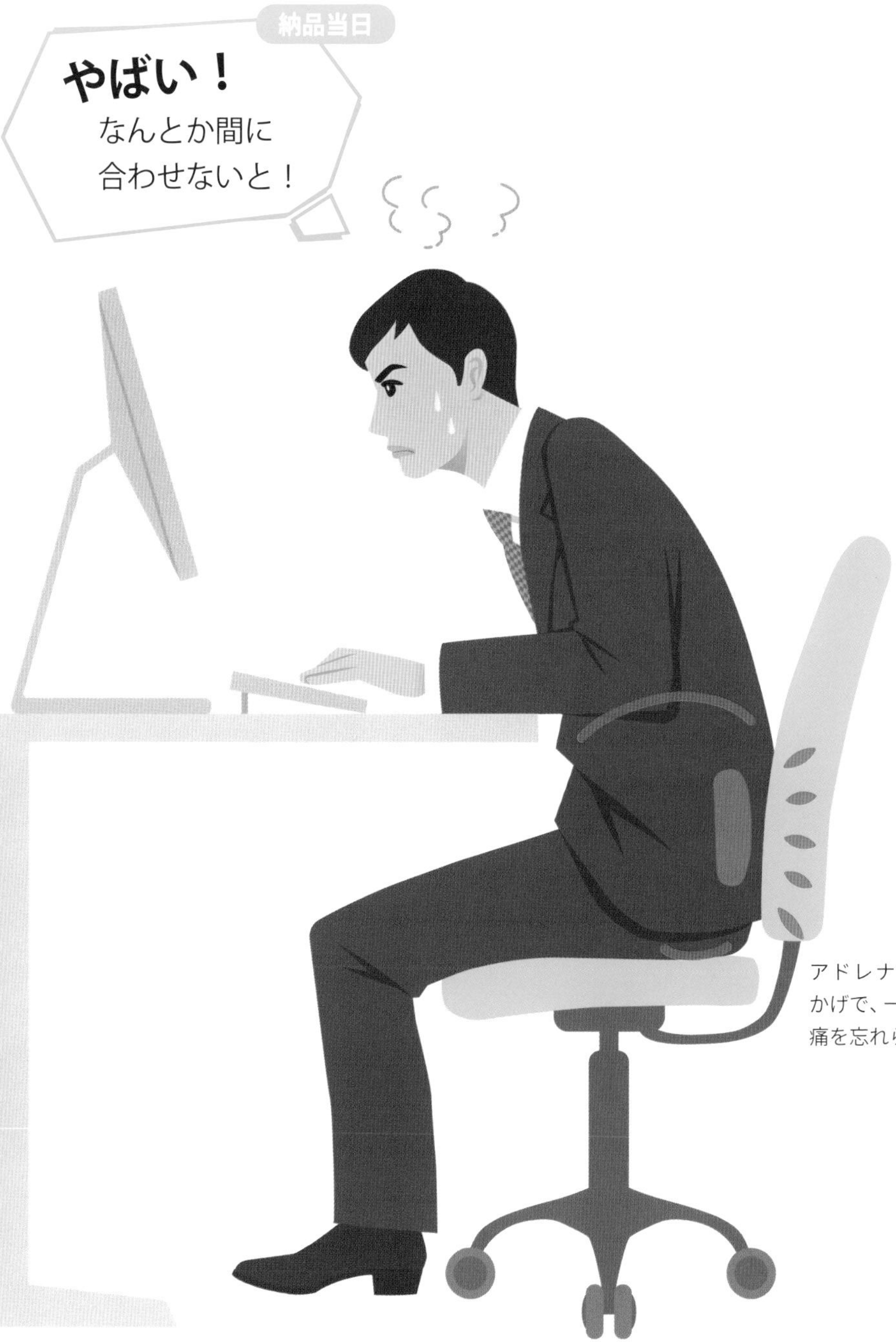

アドレナリンのおかげで、一時的に腰痛を忘れられます。

仕事が一段落、
腰の筋肉の緊張がゆるむ

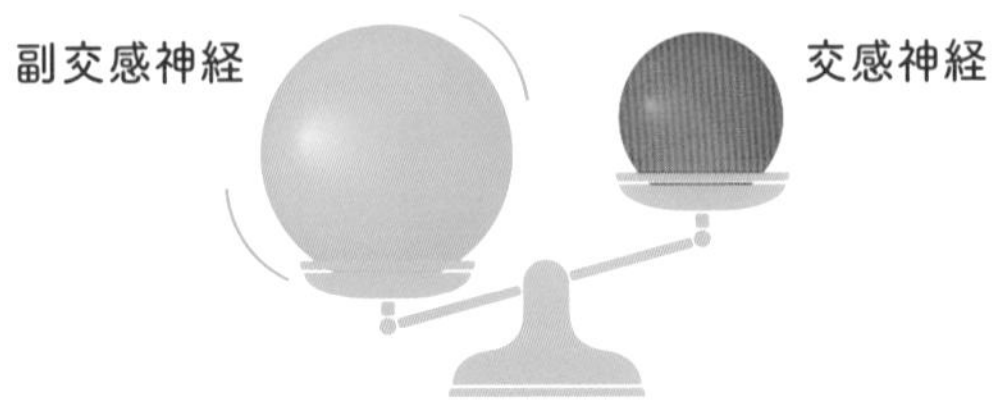

ようやく一山越えて緊張がゆるむと、それまでの交感神経優位から、もうひとつの自律神経・副交感神経優位に切り替わります。

副交感神経はリラックスに導く神経系なので、それまで緊張することで体を支えてきた背中と腰の筋肉がゆるみ、アドレナリンのおかげで麻痺していた痛みに気づきます。

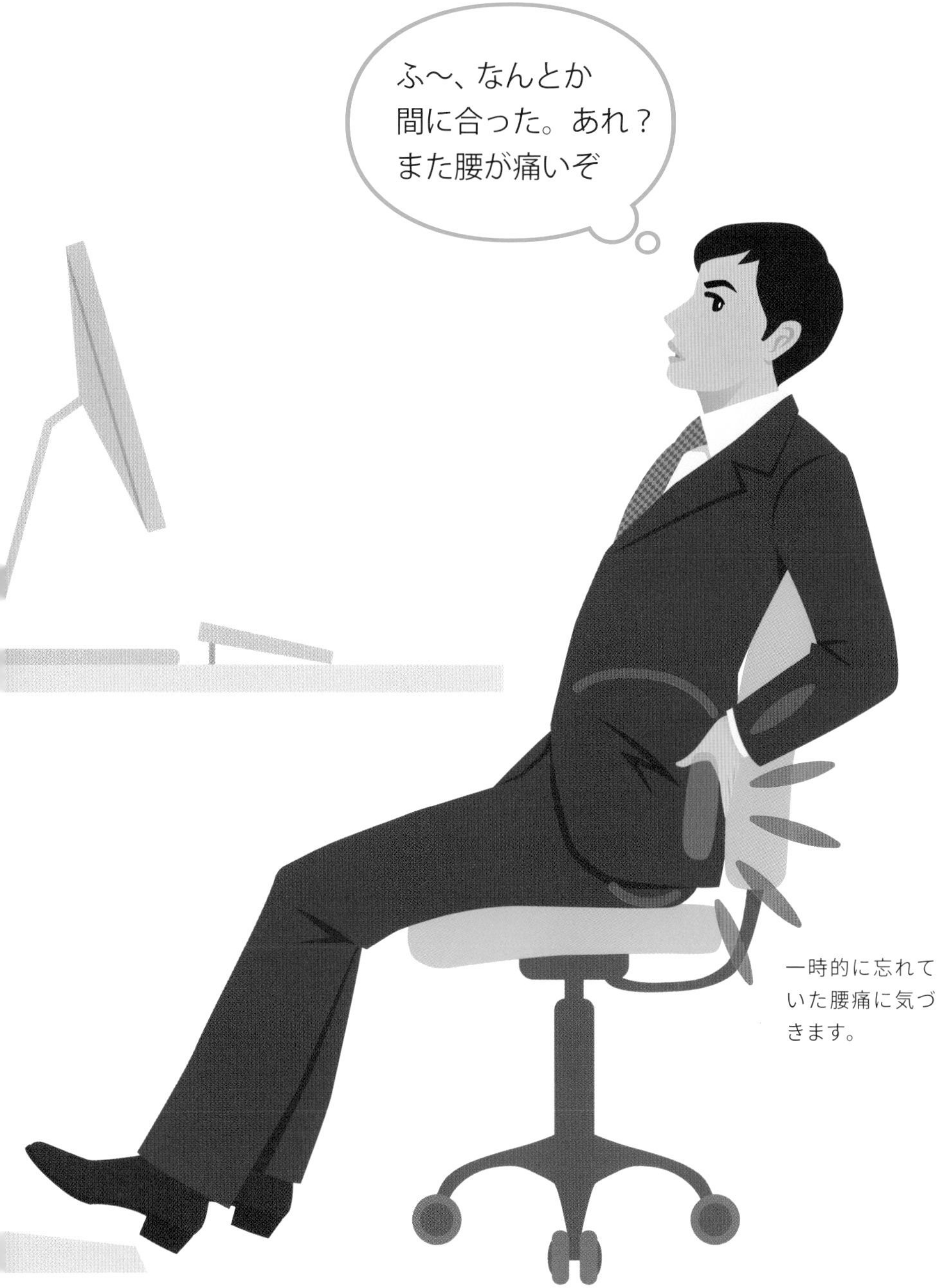

一時的に忘れていた腰痛に気づきます。

腰に負担が集中、ギックリ腰発生！

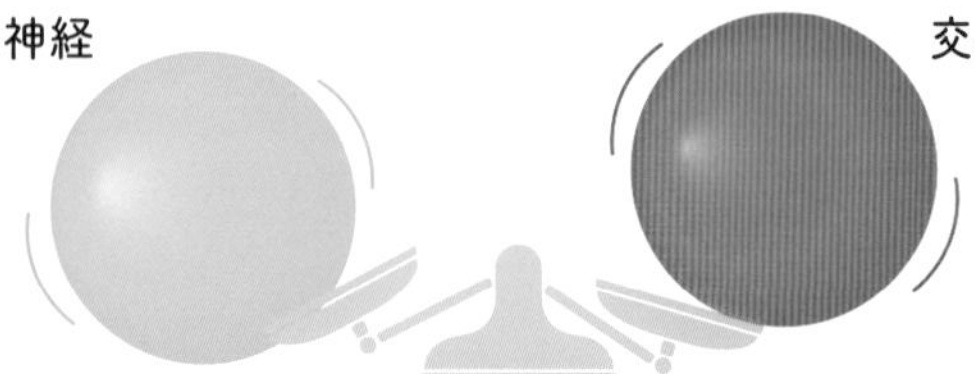

腰からは悲鳴が上がりますが、クッションとして支えてくれる腹圧は、長く続いた緊張状態で呼吸が浅くなっているため十分に機能せず、負担はさらに腰に集中します。なんとか体を支えようと筋肉は頑張りますが、その一方で、それまでに溜まった疲労から休もうとする体の要求、さらに痛みによる過緊張などが入り混じった不安定な状態となります。そんな時にちょっとしたはずみでギックリ腰が発生するわけです。

またギックリ腰でなくても不定愁訴といわれる慢性的な腰痛の多くは、こうしたメカニズムが関連しているといえるでしょう。

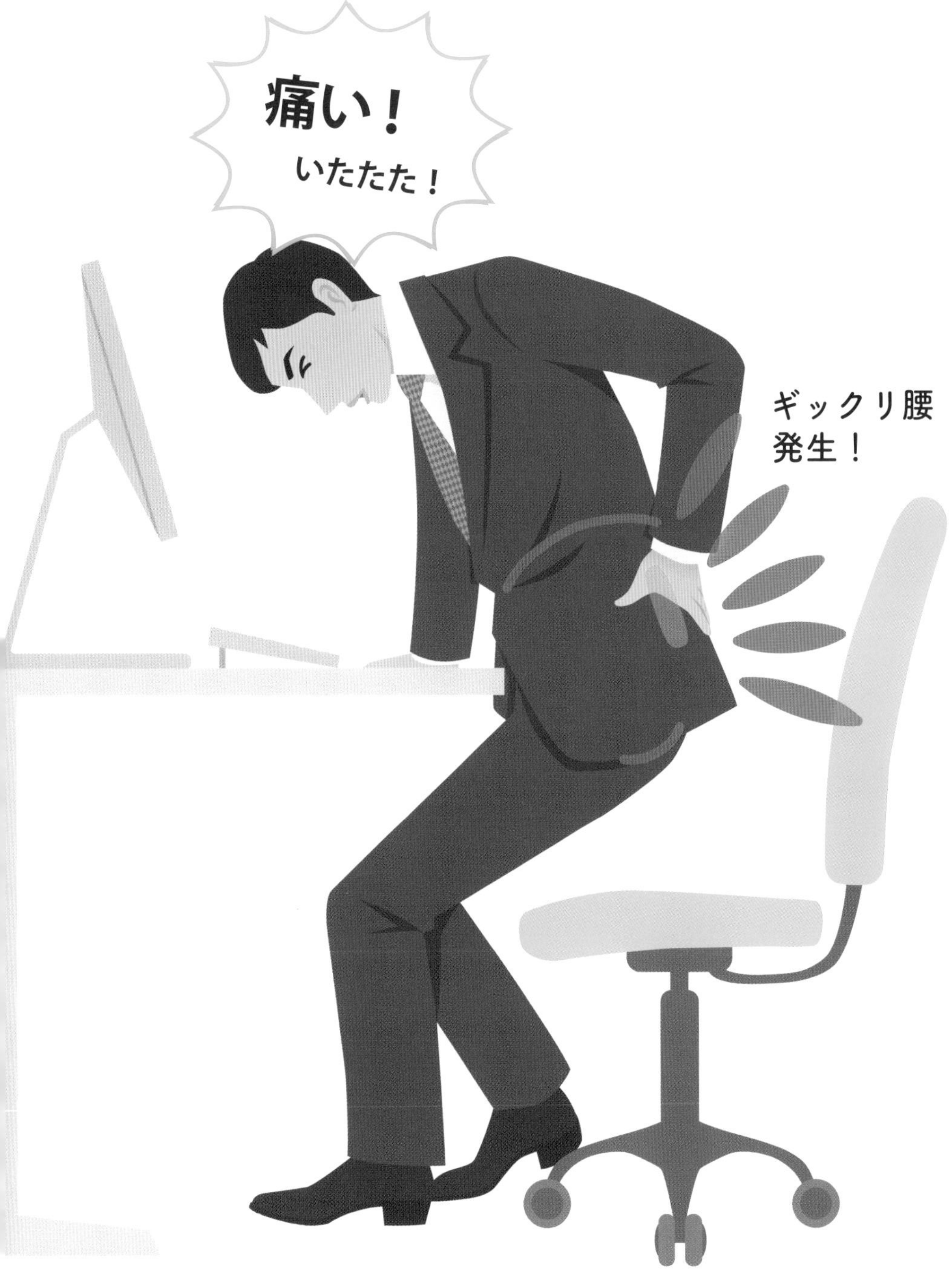
痛い！
いたたた！
ギックリ腰
発生！

いかがでしょう？　ギックリ腰を経験されたり、慢性的な腰痛に悩まされていたりする方は、思い当たることがあるのではないでしょうか？　「腰痛持ちなんだけど、忙しい時にはなぜか忘れられている」「仕事が終わってほっとした時に限ってギックリ腰になる」という人が多いのは、「腰痛」が起きる背景に、メンタルが呼吸を通じて体にダイレクトに影響しているからです。

ではどうすれば腰痛を予防・解消することができるのでしょう？

そこでキーワードになるのが「腹圧」です。

腰痛解消の鍵は「腹圧」にあり！

腹圧（腹腔内圧）は主に横隔膜、腹横筋、多裂筋、骨盤底筋群といった、お腹を上下左右から包む筋肉によって生み出されます。なかでも重要なのが横隔膜です。横隔膜は肋間筋とともに呼吸をする時に働く呼吸筋のひとつで、横隔膜が下がることで腹圧は高まる仕組み※になっています。

※詳しくは108頁のコラム「胸式呼吸と腹式呼吸、どっちがいいの？」を参照してください。

腹圧の仕組み

腹圧は、腹腔を囲む筋肉（横隔膜・腹横筋・多裂筋・骨盤底筋群）が働くことで生まれます。

お腹に空気の球（白い部分）を抱えているイメージです。

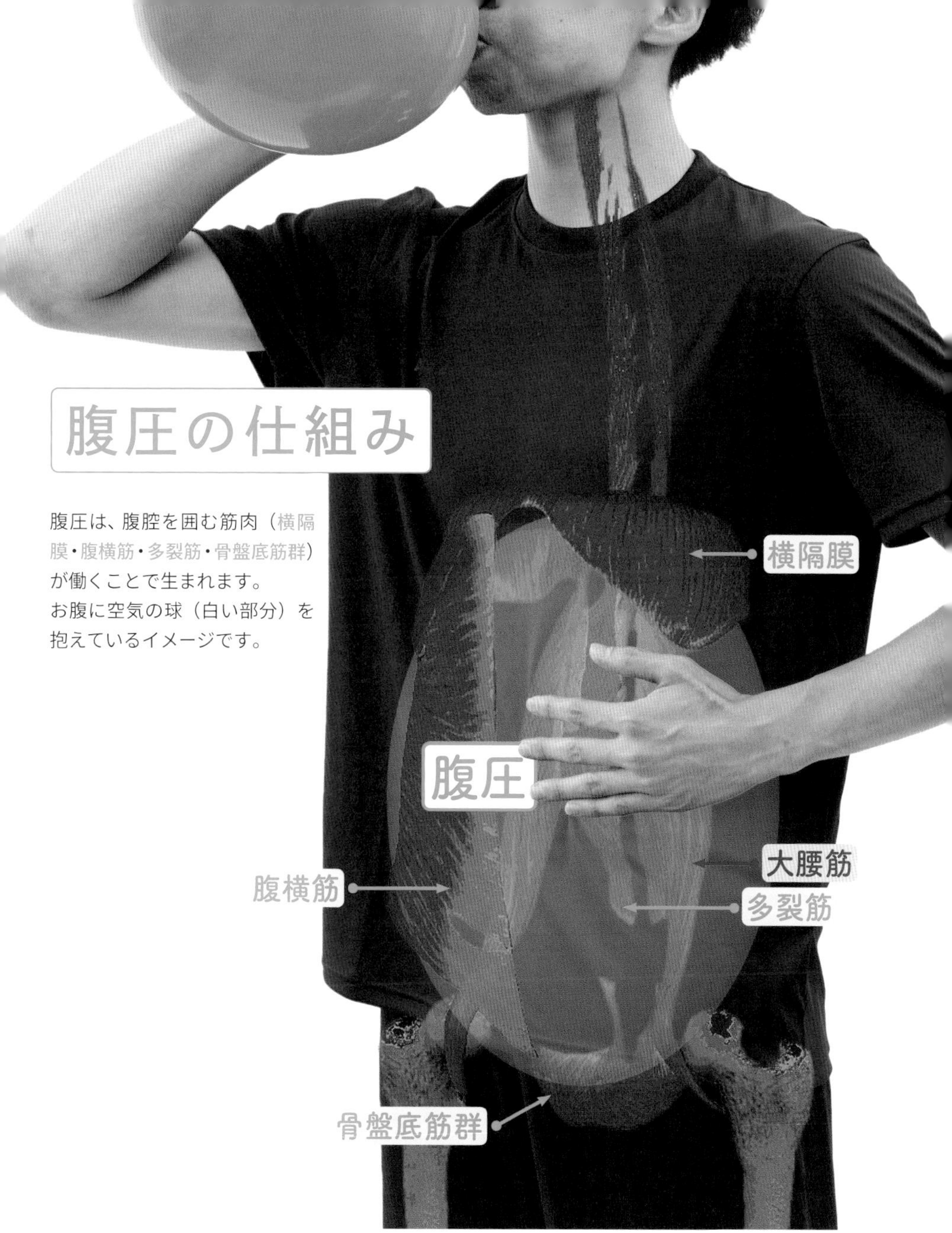

ここでは本書で「インターナルコアマッスル」と呼んでいる、大腰筋も紹介しています。
また、わかりやすいように腹横筋の左側は省いています。

腹圧は背骨のクッション

まず腹圧を構造的に見ると、横隔膜から骨盤底筋群までの間にあり、背骨を助けるクッションのような存在といえます。実際にわたしたちが真っ直ぐ立っている時には、背骨はもちろん、筋肉や筋膜、そして腹圧が働くことで姿勢を保っています。腹圧がある状態では、背骨と背骨の間が引き離され、背骨にかかる力が軽減されます。つまり体の前側にある腹圧が高くなると、腰のS字カーブが適度に緩やかになり腰への負担が軽くなるわけです。逆に腹圧が低い状態では、S字カーブがきつくなり、いわゆる〝反り腰〟が強くなったり、逆に〝猫背〟になったりして腰痛の原因になります。

腹圧は内臓の働きとも関係しています。内臓は膜組織を通じて背骨につながっているので、腹圧が足りないと内臓が下がってしまい、内臓の機能の低下はもちろん、いわゆるぽっこりお腹の原因にもなります。

また腹圧がしっかり維持できている状態は、横隔膜をはじめとした4つの呼吸筋が活性化するのをはじめ、上半身と下半身をつなげて体を支える大腰筋といったいわゆる体幹の筋肉も自然に働きます。

腹圧で背骨を支える

腹圧があることで、背骨が適度なS字カーブを描き、腰の負担が減ります。

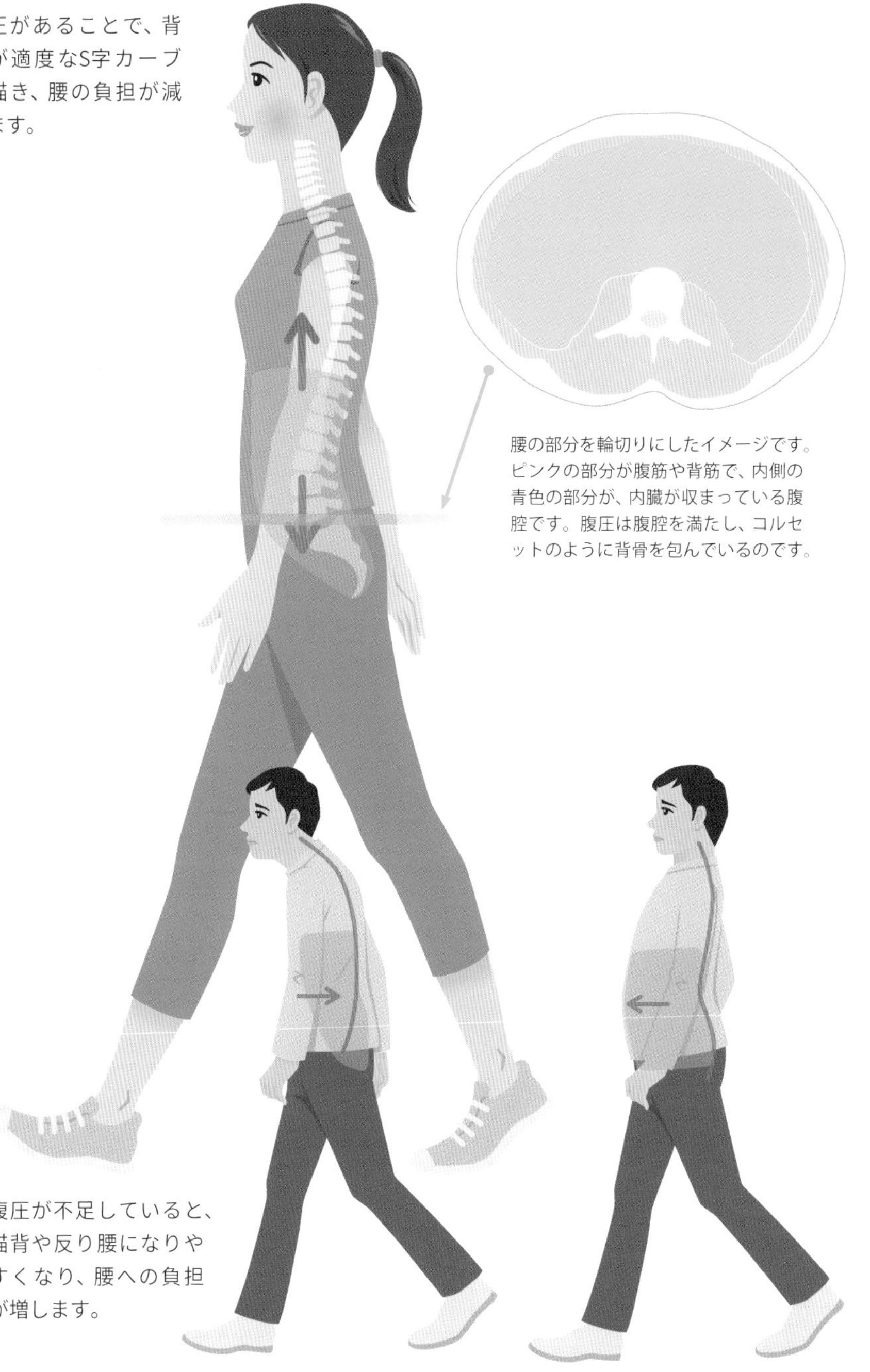

腰の部分を輪切りにしたイメージです。ピンクの部分が腹筋や背筋で、内側の青色の部分が、内臓が収まっている腹腔です。腹圧は腹腔を満たし、コルセットのように背骨を包んでいるのです。

腹圧が不足していると、猫背や反り腰になりやすくなり、腰への負担が増します。

大腰筋と聞いて、ピンときた方もいるのではないでしょうか。いわゆる「インナーマッスル」と呼ばれる体の奥にある筋肉のひとつで、立つ・歩く・起き上がるなどといったわたしたちが日常生活で行う運動のコア（核）と呼べる筋肉です。（41頁参照）

この大腰筋は横隔膜とつながっていて、お互いに影響を受けています。そのため呼吸がスムーズに行われていれば、大腰筋の動きもスムーズになり、逆に呼吸が浅く横隔膜が固まっていると大腰筋も固まり、動きもぎこちなくなってしまうわけです。よく緊張して体が硬くなっている時に「深呼吸をしなさい」といわれますが、それは深く呼吸することで横隔膜がゆるみ、その結果、つながっている大腰筋がゆるむからです。こう考えると、呼吸が単なるガス交換ではなく、わたしたちの体を支える重要な構造のひとつだということがわかるでしょう。

こうしたことから本書では、４つの呼吸筋（横隔膜・腹横筋・多裂筋・骨盤底筋群）に、この大腰筋を加えた５つの筋肉を「インターナルコアマッスル」と呼んでいます。

腹圧でメンタルが整う

安定した腹圧を維持するためには、横隔膜がしっかり働いた腹式呼吸ができていることが重要になります。ゆっくりと深い呼吸を繰り返すことで、副交感神経が優位に働くとともに、神経伝達物質・セロトニンの分泌を促します。セロトニンは「幸せホルモン」とも呼ばれ、メンタルの安定には欠かせない物質のひとつです。

近年、心を安定させる方法として話題のマインドフルネスや古くから行われている坐禅でも、ゆっくりとした深い腹式呼吸が指導されますが、これも原理的には同じです。腹式呼吸によって神経系に働きかけ、交感神経優位の興奮状態から、副交感神経優位のリラックスした状態に導いているわけです。

ちなみにセロトニンの90パーセントは腸で分泌されていて、腸を動かす指令を出す時にも使われています。普通は問題ないのですが、強いストレスがかかると脳のセロトニン分泌が減る代わりに、腸のセロトニンが過剰に分泌され、これが腹痛や下痢、便秘などを引き起こす「過敏性腸症候群」の原因のひとつだと考えられています。こうした脳と腸との関係は「脳腸相関《のうちょうそうかん》」と呼ばれ、メンタルと体が密接に関わっている心身一如の関係が、生理学的にもわかりつつあります。

つまり「腹圧」をしっかりキープすることで、腰痛の要因である構造的な要因とメンタルの要因に同時にアプローチすることができるわけです。

風船で体質とメンタルを改善する！

風船を膨らませるメリットは大きく次の２つです。

・インターナルコアマッスルの活性化＝体質の改善
・腹式呼吸を身につける＝メンタルの改善

どちらもしっかりした腹圧をキープできる体になるために必要なことで、その結果、体質とメンタルの改善になるわけです。

腰痛運動と腹圧

近年では腰痛の解消法として運動が推奨されており、わたしも患者さんに積極的に運動指導している立場です。その一方で、極端に体力が落ちている人や高齢者の方が、腹圧が不足したまま行うと、運動そのものがリスクになる可能性も感じています。

風船を膨らませることで、しっかりした腹式呼吸を身につけると、横隔膜や大腰筋を含むインターナルコアマッスルが活性化します。

また、脳にも酸素が送られ、副交感神経が優位に働きメンタルの改善にも働きます。

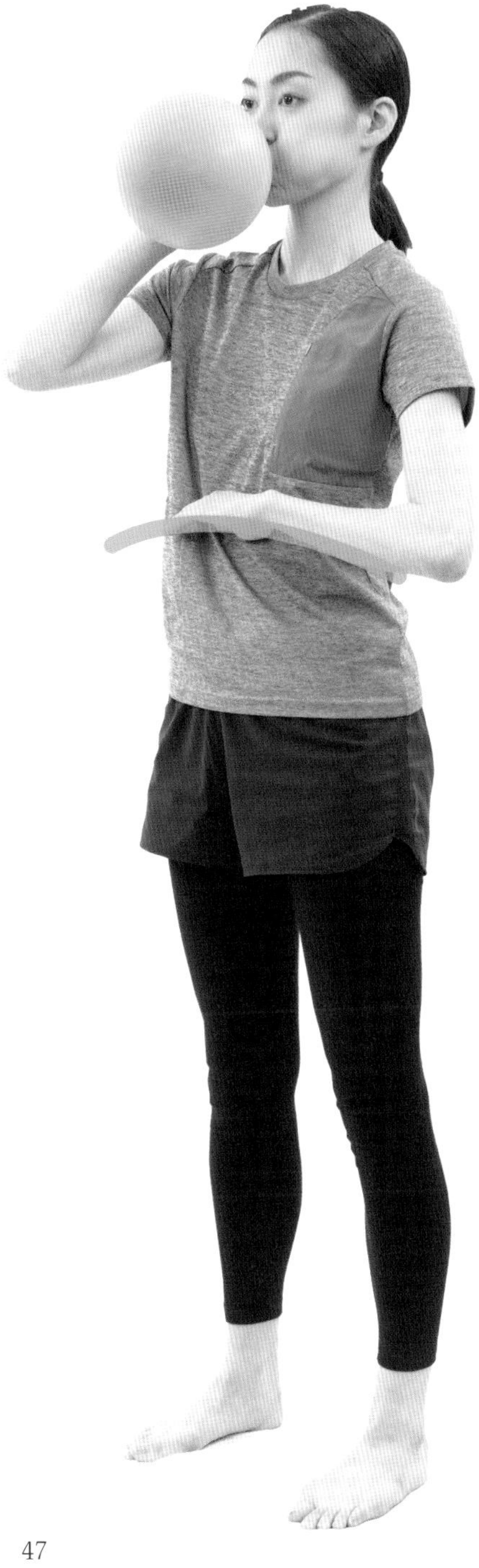

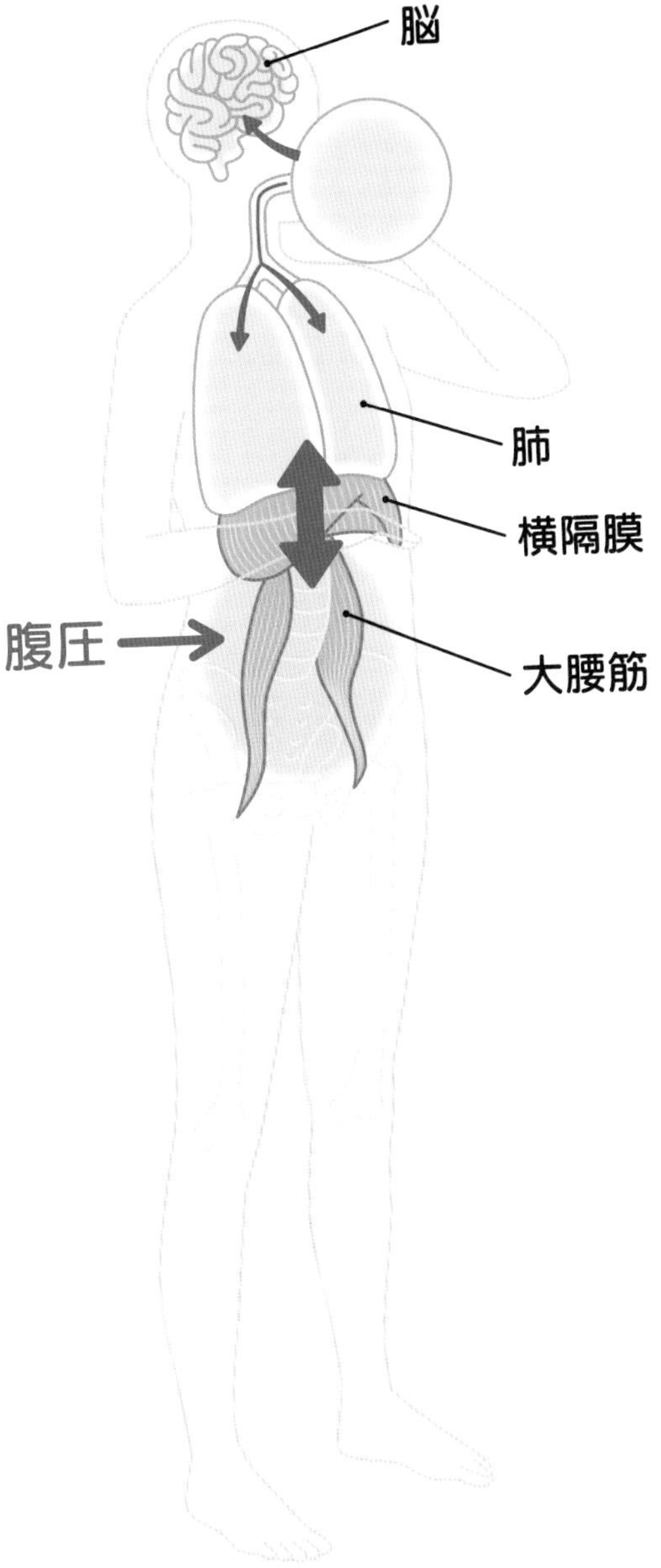

そうしたこともあり、わたしは腹圧を養う風船エクササイズを、運動前や運動と並行して行うことをおすすめしています。実際に一般の患者さんやアスリートにも、風船エクササイズと運動を同時に指導していますが、ちょうど良いウォーミングアップになるのはもちろん、怪我の防止や運動のパフォーマンス向上にもつながっています。

風船を膨らませるメリットはそのほかにも、

- 口呼吸ではなく鼻呼吸になる
- 顔の表情筋が活性化するため顔の若返りに重要なほうれい線対策になる
- ものを食べる時に使う咀嚼筋も活性化するため誤嚥の防止にも有効

などがあります。腰痛予防とアンチエイジングが風船ひとつでできるのですから安いもの（?）ですよね。実際、腰痛が軽くなってくるとともに表情も生き生きしてくる患者さんを見ていると、改めて腰とメンタルの関係はもちろん、エクササイズの効果を実感します。

風船を膨らませることで、顔の表情筋が活性化します。

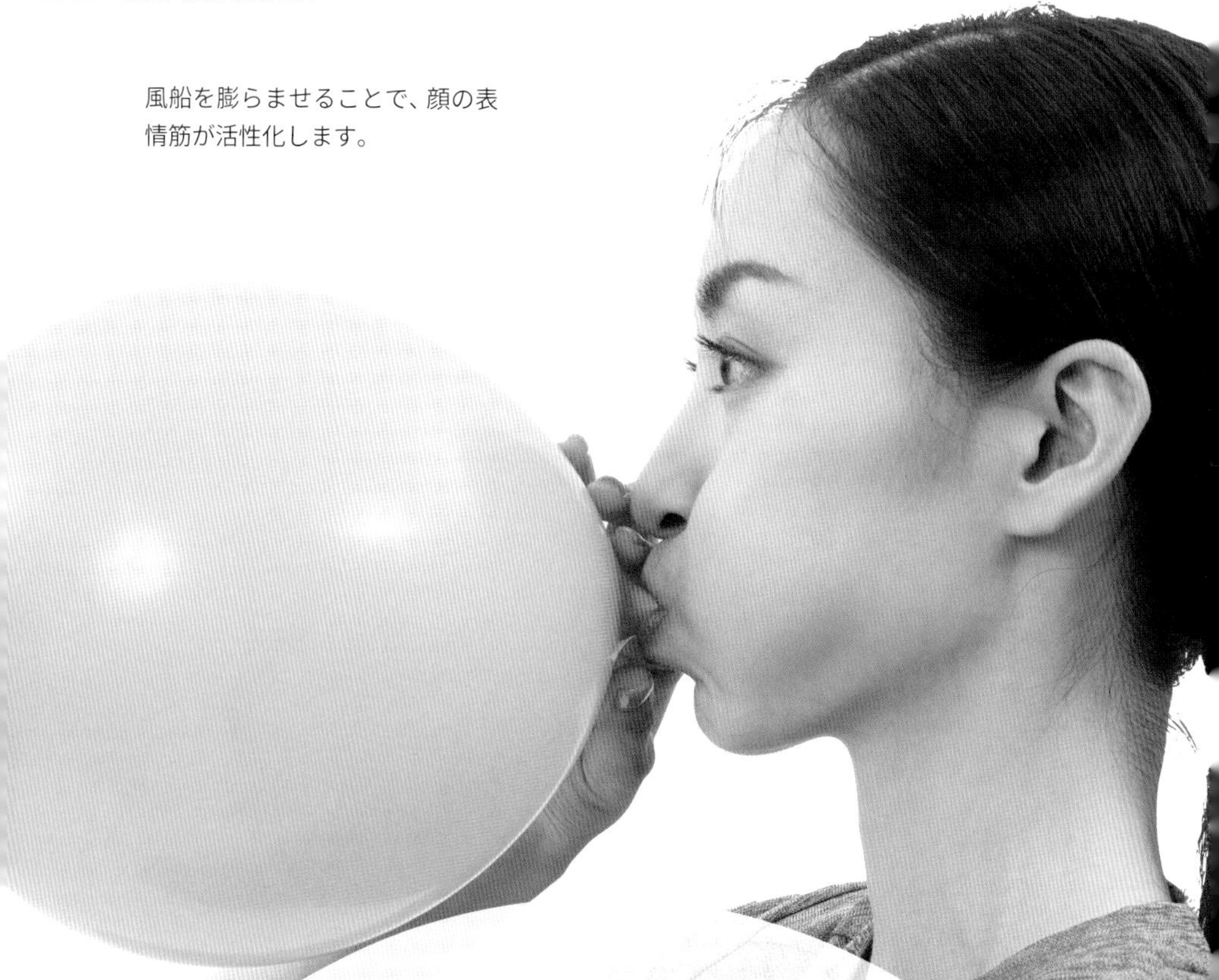

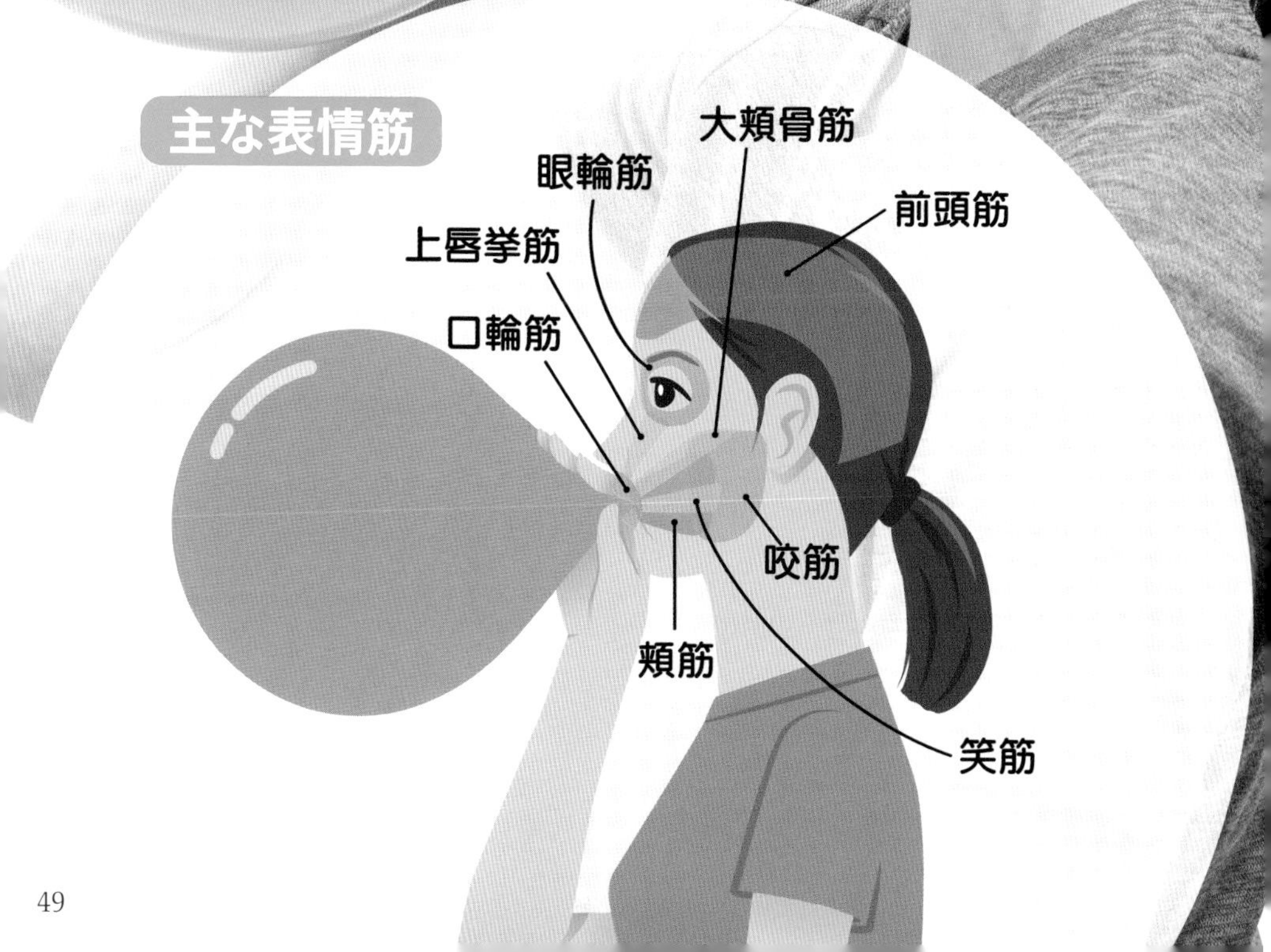
主な表情筋
大頬骨筋
眼輪筋
前頭筋
上唇挙筋
口輪筋
咬筋
頬筋
笑筋

column

どうして腹圧が抜けてしまったのか？

人間にとっての腹圧は、車のタイヤの空気圧に例えられます。適正な空気圧であれば、地面の状態に関係なく、振動は最低限に抑えられ快適に運転できます。

同じように人間も、適正な腹圧がキープされていれば、立ったり座ったりはもちろん、歩いたり走ったりした時も、背骨を助けて地面からの振動を抑えつつ重い上体を支えてくれます※。

この腹圧を作るのがインターナルコアマッスル（呼吸筋＋大腰筋）です。それはわたしたちの成長の過程をたどるとよくわかります。例えば、赤ちゃんです。

「赤ちゃんは泣くのが仕事」といわれるほど泣きますね。実はこの「泣く」という運動は、呼吸運動でいえば呼吸、息を大きく出し入れすることなのです。つまり大きな声で泣く赤ちゃんは、呼吸筋をしっかり働かせ、腹の底から声を出しているわけです。昔から「泣き声の大きな赤ちゃんは元気な証拠」などといいますが、これは長い経験から導き出された言葉といえます。

赤ちゃんは大きな声でたくさん泣くことで、呼吸筋とそれにつながる大腰筋が発達

※もちろん車も人間も、他にも振動を抑える要素はたくさん要素はあります。

します。すると次第に両手両足を動かし、床の上で仰向けになったり寝返りをうったりして、そのうちにハイハイをはじめます。親としては早く立ち上がって歩きはじめてほしいと思うところかもしれませんね。でも、その後の人生の多くの時間を二足歩行で過ごす人間にとって、このハイハイする時間をしっかり持つことが大事です。この時期に、しっかり腹圧がキープできる体幹づくりをはじめ、手と足を連動させるハイハイをすることが、後の運動能力や脳の発達にとっても重要なのです。そう考えると、腹圧はわたしたちが人間であることのコアだといえるでしょう。

腹圧を忘れた日本人？

ところがわたしたちは成長して大人になると、次第にこの腹圧を忘れてしまうようです。理由はいろいろでしょうが、ひとつは椅子に座る時間が長いことがあるでしょう。もともと日本人は床に直接座るスタイルが長く、椅子が生

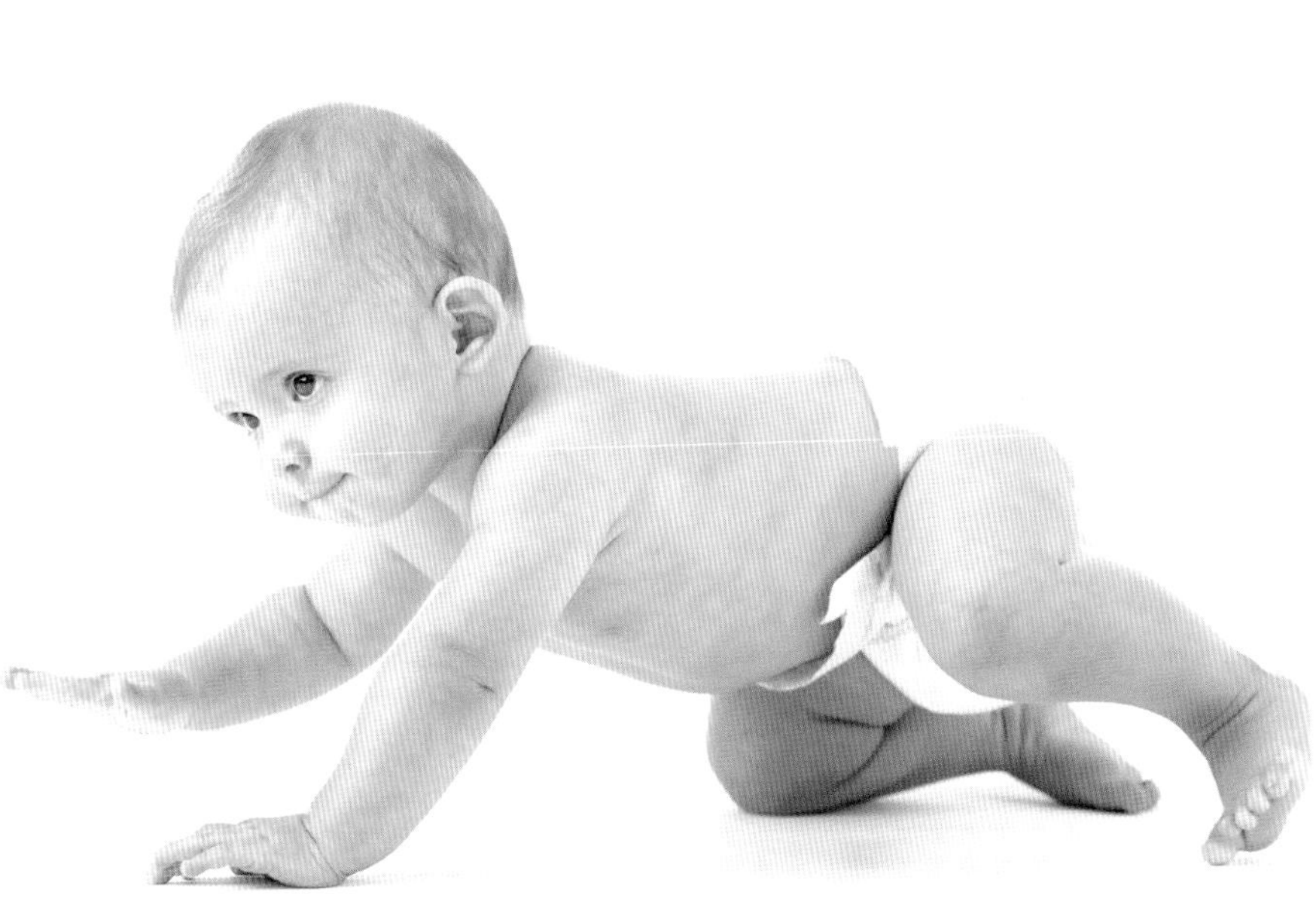

活に入ってきたのは明治時代（1868年〜）です。それまでは、起きている間はあぐらや片膝、正座で過ごし、その姿勢から立ち上がることや、和服で腰に帯を巻く生活様式も含めて、腹圧は特に鍛えるという意識も必要がないほど生活動作に必須のものでした。ところが服装が洋装となり椅子で生活する時間が長くなると状況は変わります。

大きな座面と背もたれがある椅子やソファーに座るには腹圧はさほど必要ではなく、地面や床にしゃがんだ状態から立ち上がるという生活習慣も減りました。最近では和式のトイレもすっかり見なくなりましたね。服装も腰を帯で締めていた着物から、ゴムやボタンで留める洋服になり、やはり腹圧はそれほど必要なくなってきました。ちなみに女性の着物の帯は、明治以降に帯幅が広がり、帯位置も腰から胸寄りへと高くなったそうです。これ以外にも交通手段が飛躍的に発展したことや、労働環境の変化などもあるでしょう。そう考えると現代人は利便性と引き換えに腹圧を失い、「腰痛」という悩みのタネを抱えたといえるかもしれません。またメンタルの面でも、「からだことば」でいう「腰」を失ってしまったことで、どこか「地に足がついていない」「浮き足立った」状態になっているわけです。

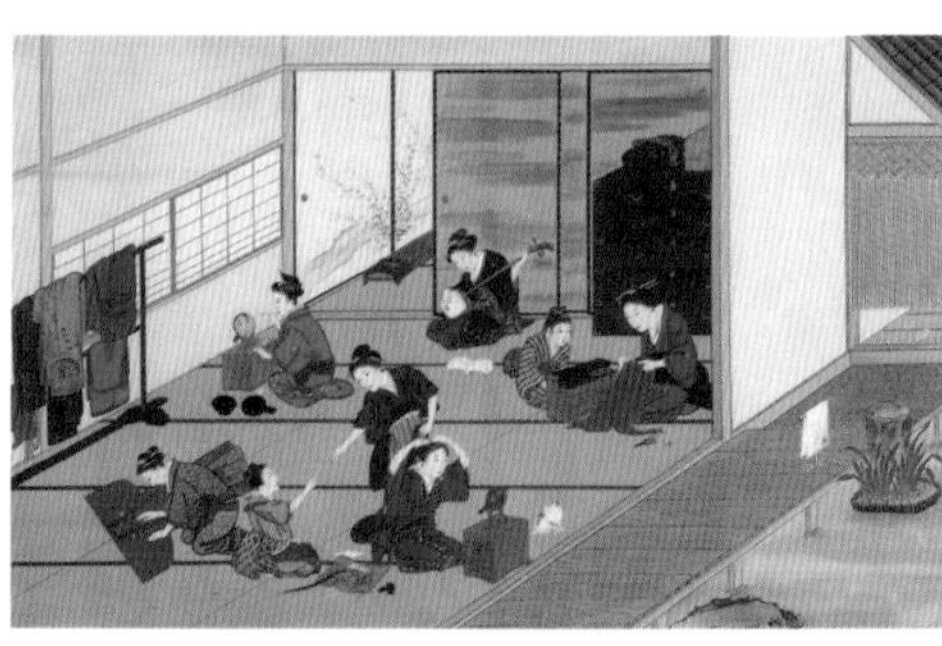

幕末の生活を描いた一枚。
川原慶賀（1786年頃~1860年頃）
「芸者置屋の図」

Part 2

実践編
風船エクササイズを
はじめよう！

さあ、いよいよ風船エクササイズの実際について紹介しましょう！　用意するのは100円ショップなどで売られている風船ひとつです

これから行うのは、「呼吸の筋トレ」といえるものです。ですので、筋トレと同じく、それぞれの段階にあったものを着実に行えば、しっかり呼吸筋が働いた深い呼吸と腰を助けてくれる腹圧を手に入れることができます。

大事なことは決して無理をしないことです。筋トレもそうですが、「このくらいできるだろう」と最初から無理な重さを扱うと、フォームが崩れてしまい、効果も薄く、体を痛めてしまうこともあります。

それはこの風船エクササイズも同じです。特にいま現在、腰痛に苦しんでいる人は焦らずゆっくりはじめることが大事です。

「風船を膨らませるだけでしょう？　おおげさじゃない？」

と思う方もいるかもしれませんね。実際に試してみるとわかりますが、ただ膨らませるだけではなく、膨らませた風船をキープしたまま鼻呼吸をするのはなかなか大変です。実際にわたしの生徒さんにはスポーツ選手やバレエダンサー、プロの格闘家、スポーツインストラクターをはじめ、人並み以上の運動経験者がいますが、そうした人

たちからも、

「**難しい！**」

という声が上がります。理由は様々ですが、まず膨らんだ風船をしっかり口でくわえ続けることが意外に難しいのと、腹式呼吸自体ができないことにあります。

　こう書いてしまうと今度は、

「**自分にできるのかな？**」

と不安に思われる方がいるかもしれませんね。安心してください。わたしの講座にはお年を召した方や、腰痛に悩んでいる方もいらっしゃいますが、それぞれの段階に応じたエクササイズを進めることで皆さん無理なく行えるようになっています。頑張りすぎず、遊び心をもってトライしてください。

※高血圧や心疾患などの持病をお持ちの方や、体調面に不安がある方は、必ず医師にご相談の上、無理のない範囲で行うようにしてください。また妊娠中の方は避けてください。

口呼吸？ 鼻呼吸？ 自分の呼吸を知る

エクササイズをはじめる前に、まずは現在の自分の呼吸の癖を知りましょう。これを知っておくことで、風船エクササイズをはじめる前と後での違いを感じられます。どちらも仰向けの状態で行います。

Aパターン

膝を伸ばして仰向けになります。軽くあごを引いた状態で、5～10回くらい鼻呼吸をします。この時に胸やお腹の動き、気分を含む呼吸のしやすさなどを確かめてください。

Bパターン

膝を伸ばして仰向けになります。パターンAと同じですが、今度はあごを軽く上げた口呼吸をします。この時の胸の動き、お腹の動き、気分を含む呼吸のしやすさなどを確認してください。

Aパターン

軽くあごを引いた状態で、ゆっくり鼻呼吸します。

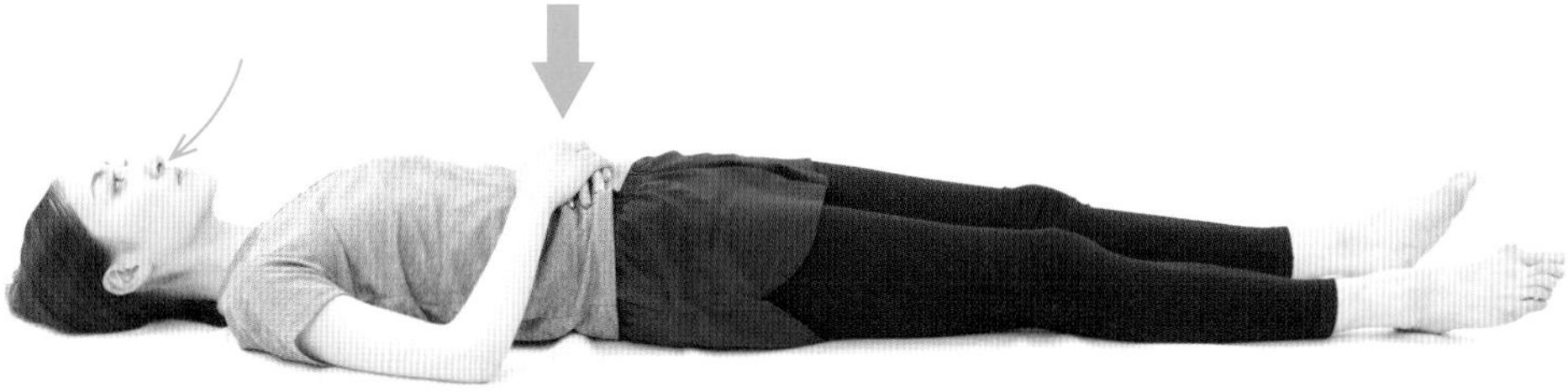

Bパターン

軽くあごを上げた状態で、ゆっくり口呼吸します。

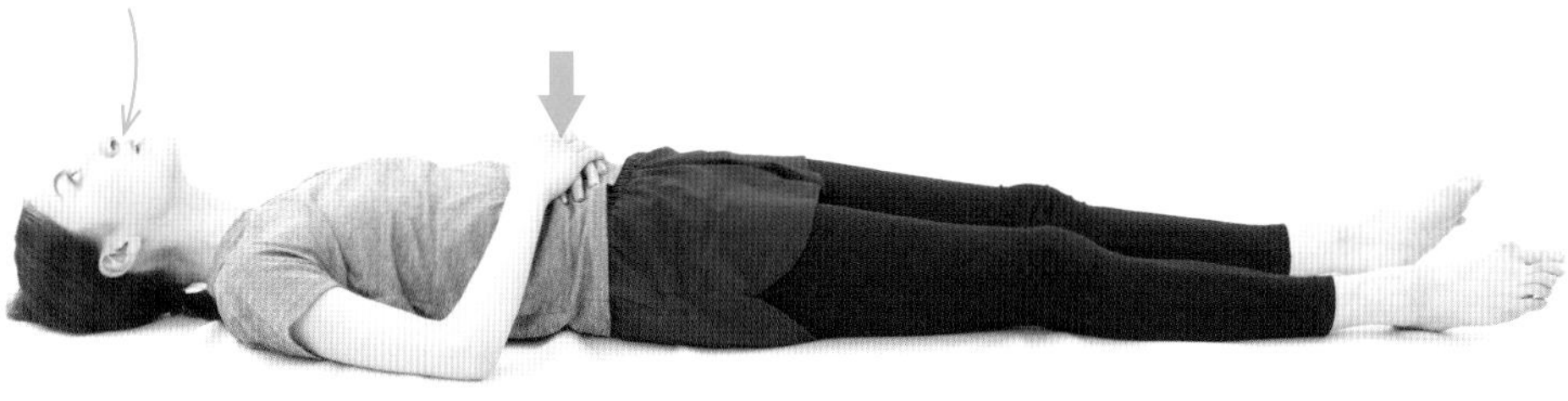

Bパターンの口呼吸をする時に、腰が反り、脚が開くタイプの方は、腰痛・腰痛予備群の恐れがあります。

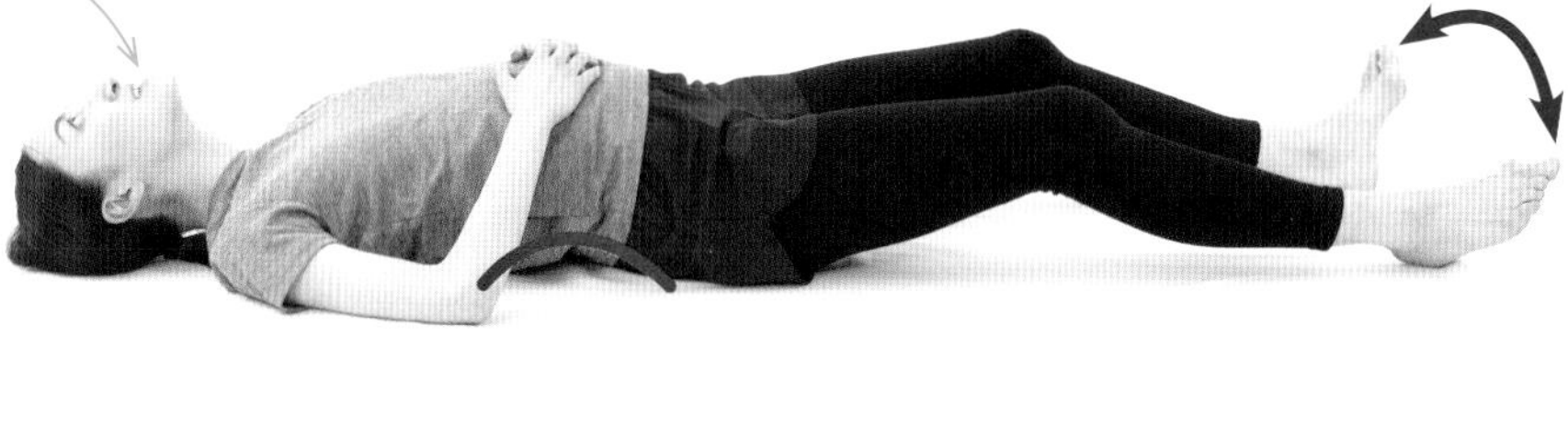

2種類の呼吸を試してもらいましたが、どちらが呼吸がしやすかったでしょうか？Aパターンが楽に感じる方は、基本的な腹式呼吸ができています。逆にBパターンが楽に感じる人は腹式呼吸が苦手で、普段口で呼吸をしているタイプです。舌を上あごにつけ続けることができず、下に落ちている「低位舌《ていいぜつ》」と呼ばれるところにあるので、必然的に口呼吸になります。後でも触れますが風船エクササイズでは、この舌の位置と舌圧がとても重要になります。

また、このタイプで床と背中の間に手のひらが入るくらいのスペースがある人（前ページ最下段写真参照）は、骨盤が前傾した反り腰気味で、腰痛、あるいは腰痛予備軍の恐れがあります。また、寝ている時にいびきが大きい方、無呼吸症候群の方の多くがBパターンに当てはまります。こうした症状は、腹圧が入れられないため、代わりに腹直筋や内外腹斜筋などのアウターマッスルが体を安定させるために過剰に働き、その緊張が背中や首、あごに伝わってあごが上がり、いびきや呼吸に影響を与えているのです。

逆に横隔膜がしっかり動いた鼻呼吸ができていると、あごから無駄な緊張が抜けて、いびきをかきにくくなり、体もリラックスした質の良い睡眠をとることができます。

舌の位置が重要！

正しい舌の位置

舌先が歯の後ろにあるスポットに当たっているのが、スムーズな鼻呼吸ができる舌の正しい位置です。この時に、舌で上あごを支える舌圧があることが理想です。

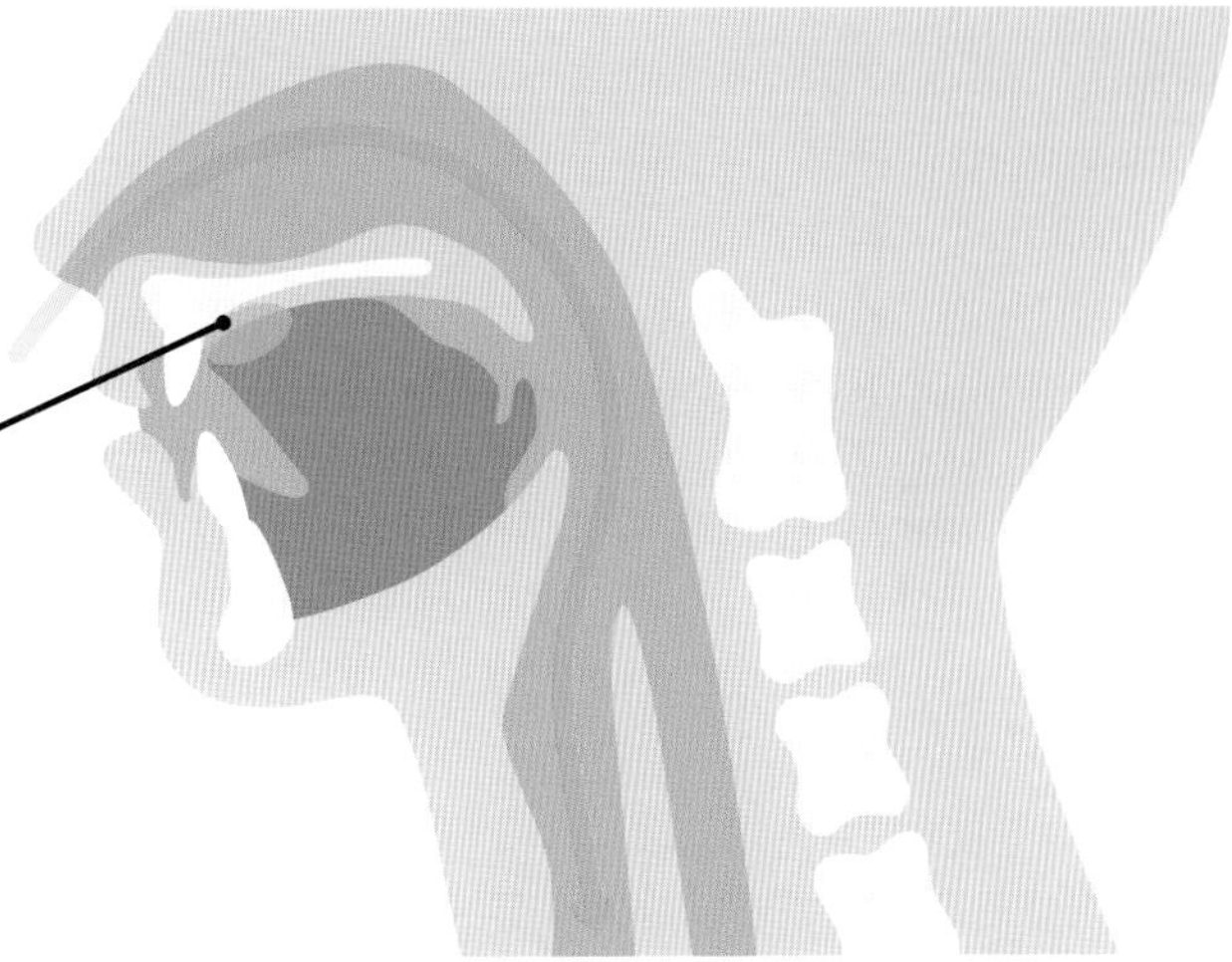

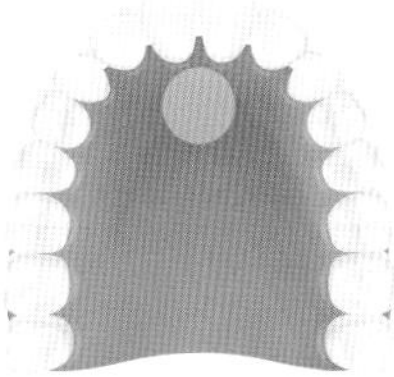

前歯の後ろの、ちょっとデコボコしている部分がスポットです。

間違った舌の位置

舌に力がなく、口のなかで落ちている低位舌の状態です。この位置に舌があると、口呼吸になりやすく、腹圧が入れにくくなります。

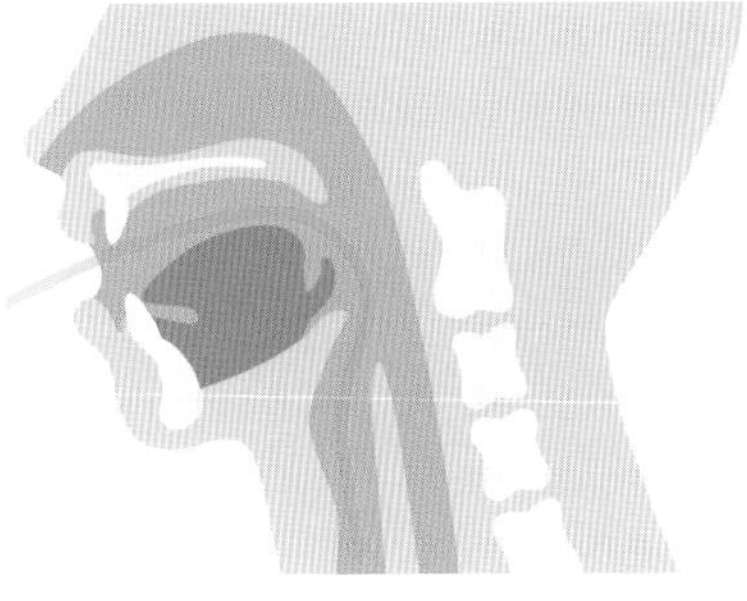

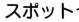

舌の動きをチェックしよう！

もうひとつ、今度は舌の動きのチェックです。

舌のチェック

1 鏡に向かって口を開けます。
2 その状態で舌先を上あごにつけます。

この時に、

「顔やあごを力ませずに、舌の裏にある白い筋が見えた状態で呼吸ができる」か、「顔やあごに力が入り、舌の裏にある白い筋が見えない、または見えづらい」かを確認します。

舌の裏の白い筋は舌小帯《ぜつしょうたい》と呼ばれるもので、これがスムーズに見ることができる人は、顔の筋肉が柔らかく、舌がしっかり動くタイプです。一方、うまく見えない人は、顔の筋肉が固く、舌の動きが不足気味なタイプです。

舌の動きのチェック

1　鏡に向かい口を大きく開き、

2　舌先を上あごにつけます。この時に、舌の裏にある白い筋（舌小帯）が見えればOKです。

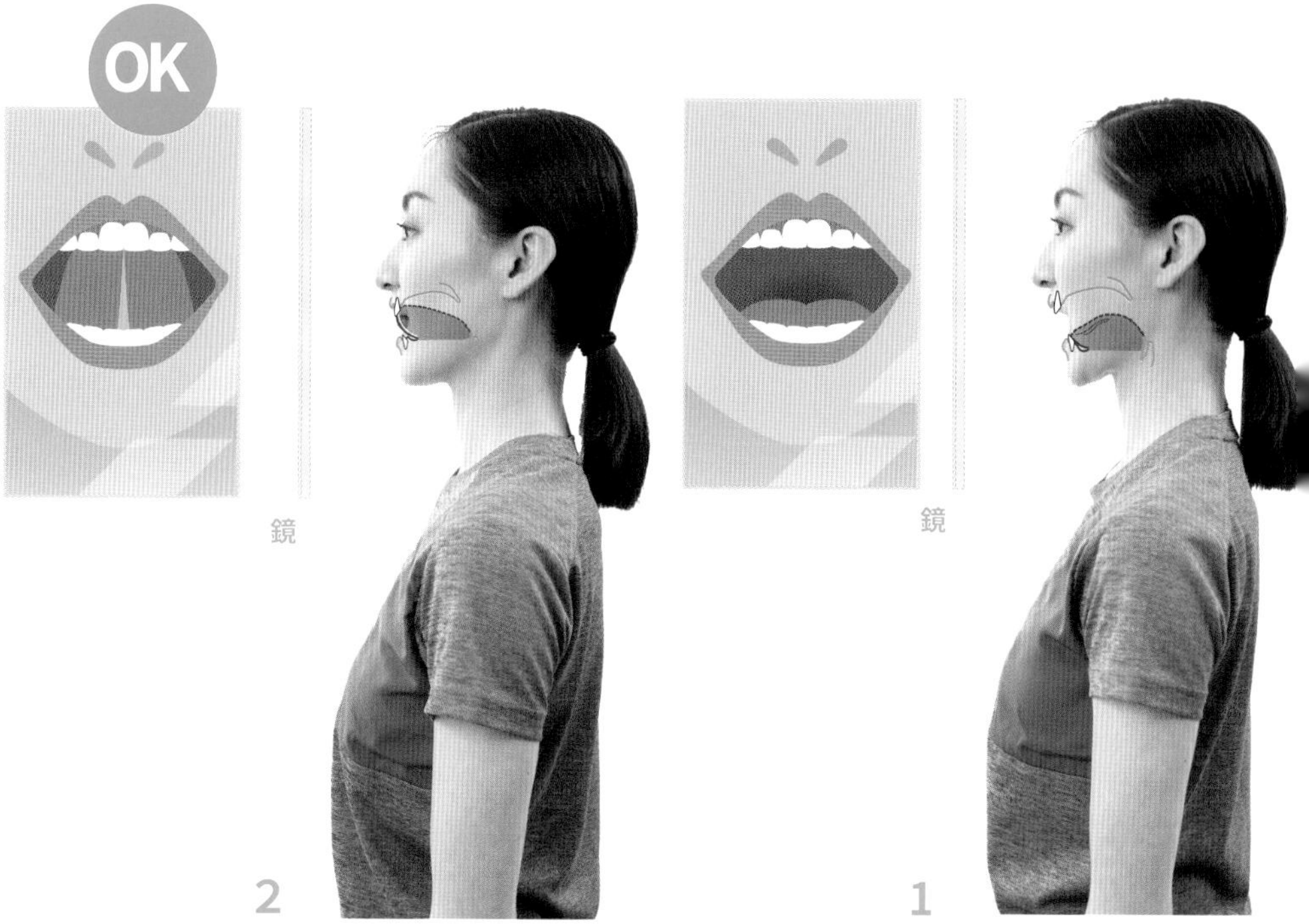

NG

A　舌先は上あごにつくけれど、あごや顔に力が入ってしまっています。
B　舌先が上あごにつかず、あごが浮いてしまっています。

顔の緊張は胸鎖乳突筋を通じてアウターマッスルに、舌の緊張は、横隔膜をはじめとするインターナルコアマッスルを固めてしまいます。

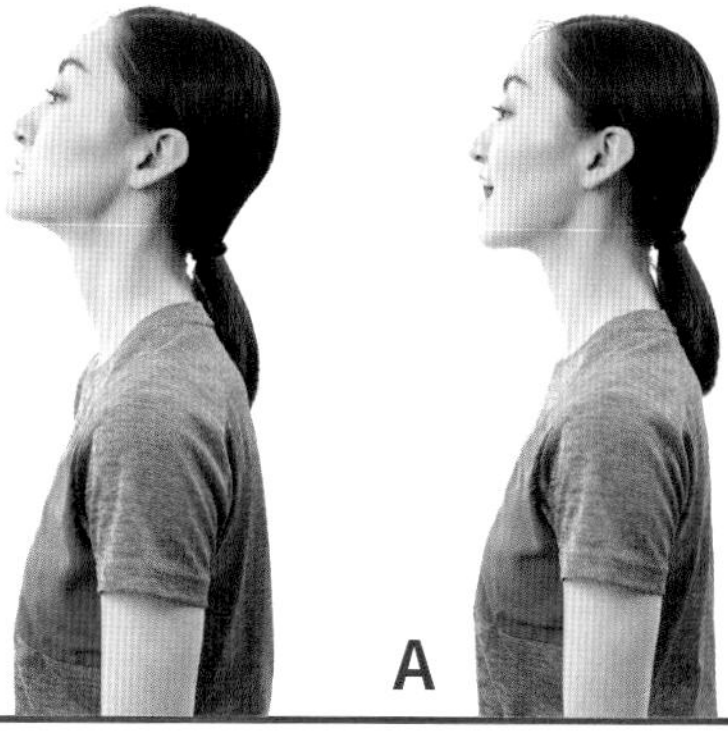

ストレートネックが改善!? 舌で頭を支える！

舌の動きのチェックが終わったところで、風船エクササイズを進めるにあたって、とても大事な「舌」のことをお伝えしておきたいと思います。

改めて筋肉の塊である舌を見ると、根元（舌根）は骨についているのですが、先端（舌先）はどこにもつながっていません。このおかげでわたしたちは舌を自由に動かし、食べ物を喉の奥まで運んだり、様々な声を発声したりすることができるわけです。

これを舌の「表の機能」とすると、舌にはもうひとつ「裏の機能」があります。それは自由に動く舌を使って「上あごを支えること」です。いいかえれば、舌を、頭を支える構造の一部にするのです。この舌で上あごを支える圧力を「舌圧《ぜつあつ》」と呼びます。

よく呼吸法の本で、「舌先を上あごにつける」と書かれていますが、実際はそれでは足りません。理由は多くの人は舌の筋肉があまり働いていないため、低位舌のポジションにあることが多く、舌に意識を向けることが苦手になっているためです。

そこでわたしはより積極的に、舌を「スポット」と呼ばれる、前歯の付け根から少し喉に近いところに当てて、上あごを支えるように指導しています（59頁参照）。

舌圧で頭を支えられるようになると重たい頭が安定して、自然に質の高い鼻呼吸が促されます。すると腹圧が無理なく入り、腰の負担が減ります。体全体を見た時に、上あごと横隔膜、骨盤底筋群の３つが平行に揃ったイメージです。これはスポーツでもとても重要なことです。うまく支えられている時は、舌で頭を支えつつ、逆に頭を舌の上に載せる感じがあります。そうなると首や肩から無駄な力が抜け、体全体が重力に沿って存在する感じがあり、人によっては上あごから下が軽く吊り下げられたような浮遊感が味わえるかもしれません。特にストレートネックの方から「頭の位置が変わった！」「首が楽になった！」という感想をいただきます。

逆に舌圧が足りなくて上あごを支えられず、舌が落ちた「低位舌」だと、頭の位置が不安定になり、猫背やストレートネックといった姿勢の原因になります。また呼吸も口呼吸になりやすく、腹圧がキープできません。

つまり「舌圧」と「腹圧」は固く結ばれたコンビのような関係なのです。

「舌先三寸《したさきさんずん》」※といわれる小さな存在ですが、普段の生活でも舌の位置を意識することで、呼吸や姿勢がまったく変わってきます。是非覚えて実践してください。

※口先だけの巧みな弁舌。うわべだけのうまい言葉で、心や中身が備わっていないこと。「舌三寸」ともいう。三省堂『新明解四字熟語辞典』より

うまく舌で頭が支えられると、

視界が広くなり、背が伸びた感じがする

首・肩から無駄な力が抜ける

ストレートネックが改善する

などのサインがあるので探してみてください。

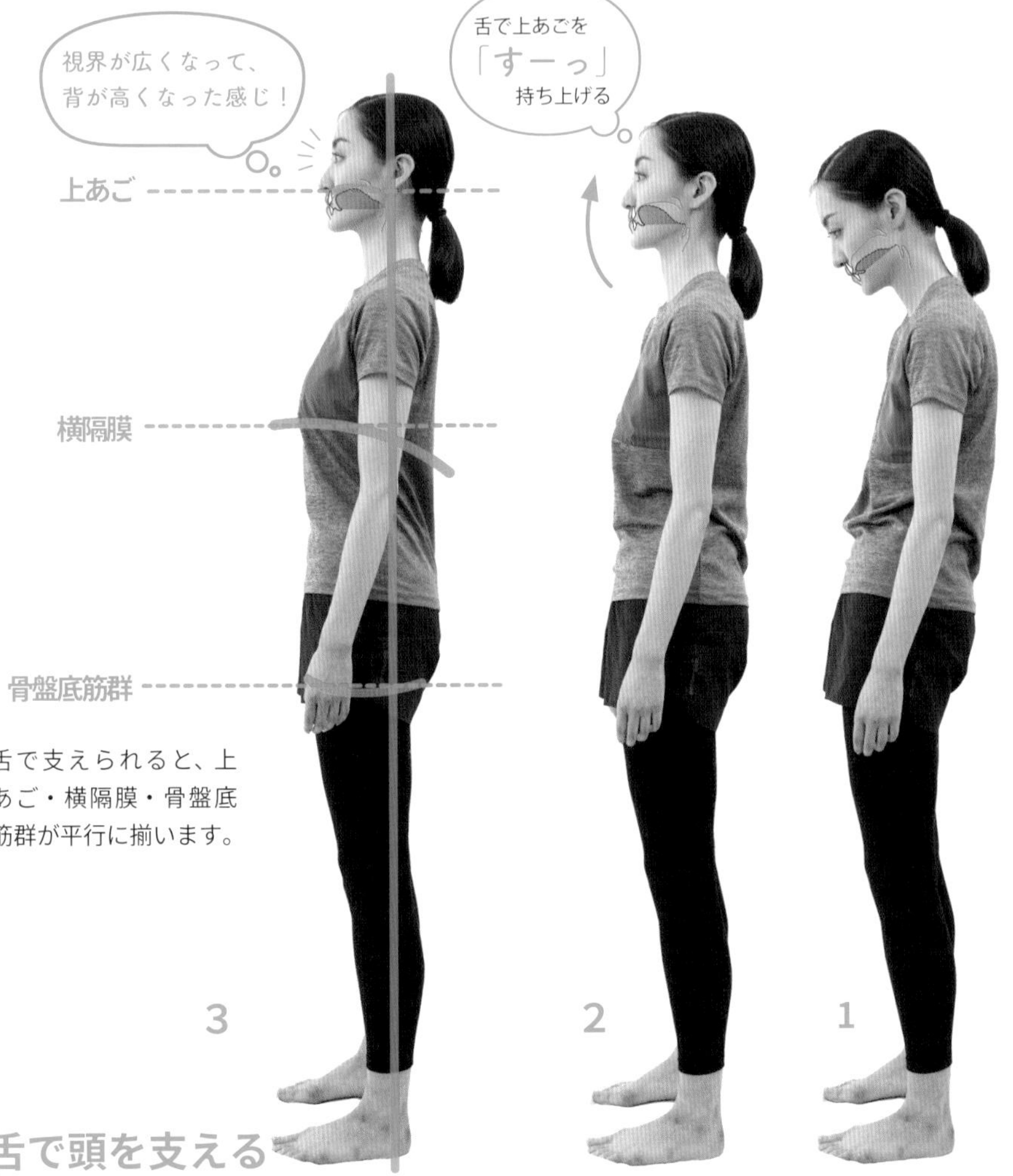
視界が広くなって、
背が高くなった感じ！
舌で上あごを
「すーっ」
持ち上げる
上あご
横隔膜
骨盤底筋群
舌で支えられると、上あご・横隔膜・骨盤底筋群が平行に揃います。
3
2
1

舌で頭を支える

1　舌が落ちた状態から、

2　舌先を上あごのスポットにつけて頭を支えます。少し舌を前後に動かして、頭を支えやすい場所が見つかると、自然に上あご・横隔膜・骨盤底筋群が揃い、姿勢が整ってきます。

3　舌で頭が支えられたと感じられたら、その感覚を30秒キープしてください。首や肩から力が抜けて、鼻からの腹式呼吸となり、腹圧が入り楽に真っ直ぐ立てます。

舌圧の仕組み

舌圧とは舌を上あごにつける力のことです。一般的には、食べ物を咀嚼するために必要な力とされていますが、鼻呼吸や頭を支える構造としてもとても重要です。

舌骨からつながる舌をしっかり上あごにつけることで、首を支える胸鎖乳突筋や後頭下筋群などを助けることができます。

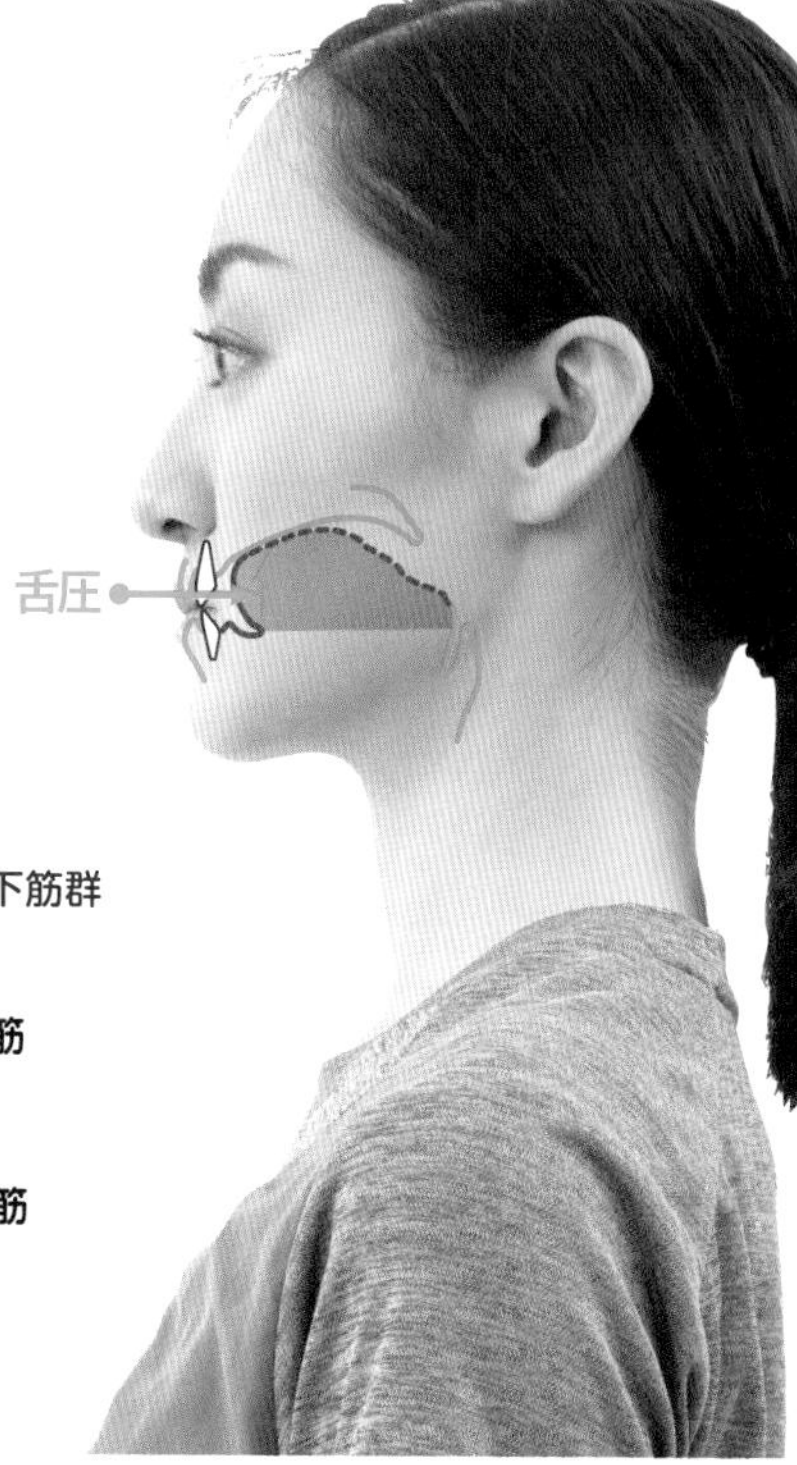
舌圧

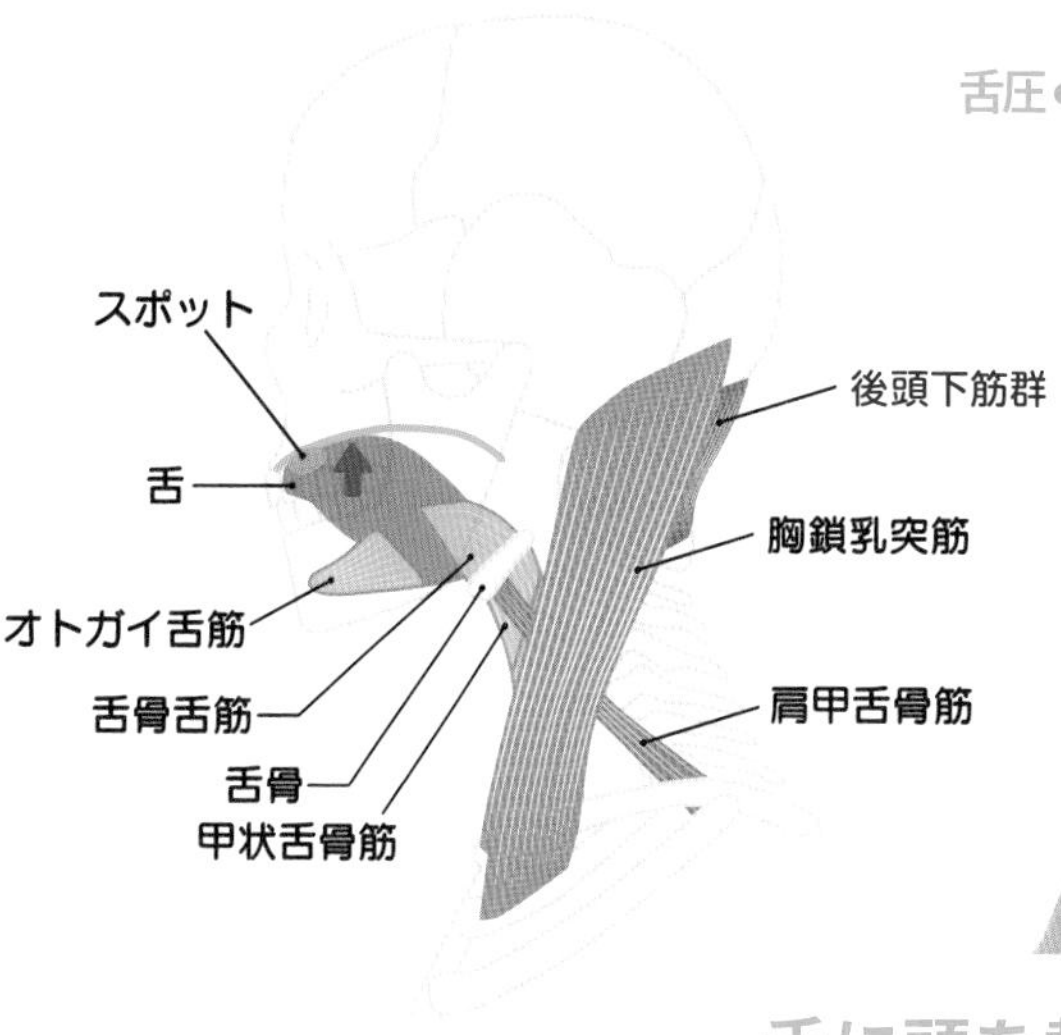
スポット
舌
オトガイ舌筋
舌骨舌筋
舌骨
甲状舌骨筋
後頭下筋群
胸鎖乳突筋
肩甲舌骨筋

舌に頭を載せる

手のひらを使うことで、普段は見えない舌をイメージしやすくなります。

1. 上あごに舌をつけた状態から、軽く上げた指先を舌先に見立てて、少しうなずくように頭を動かします。
2. 手のひらに頭を載せるイメージで、舌に頭を載せます。うまく載ると首や肩から無駄な力が抜けます。

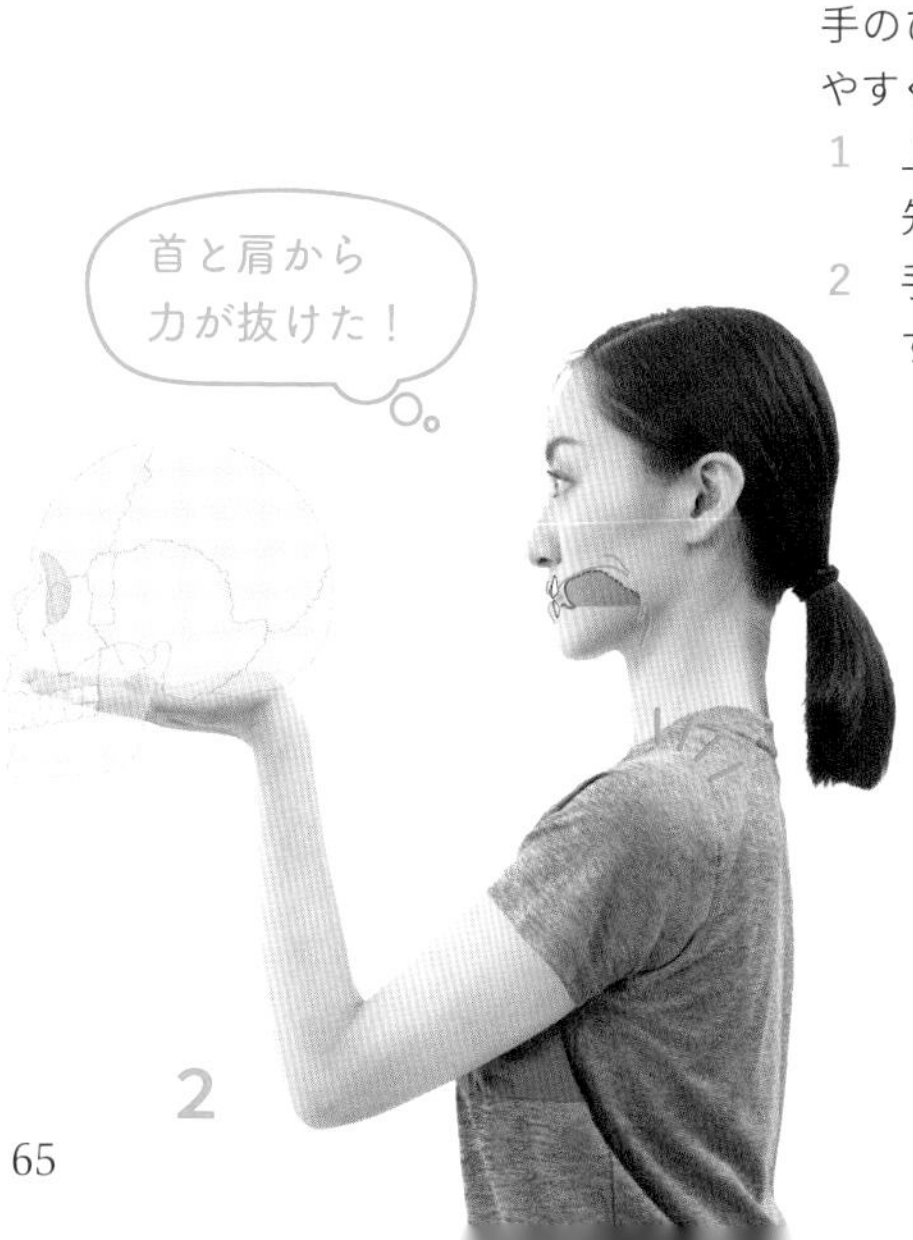
首と肩から
力が抜けた！
2

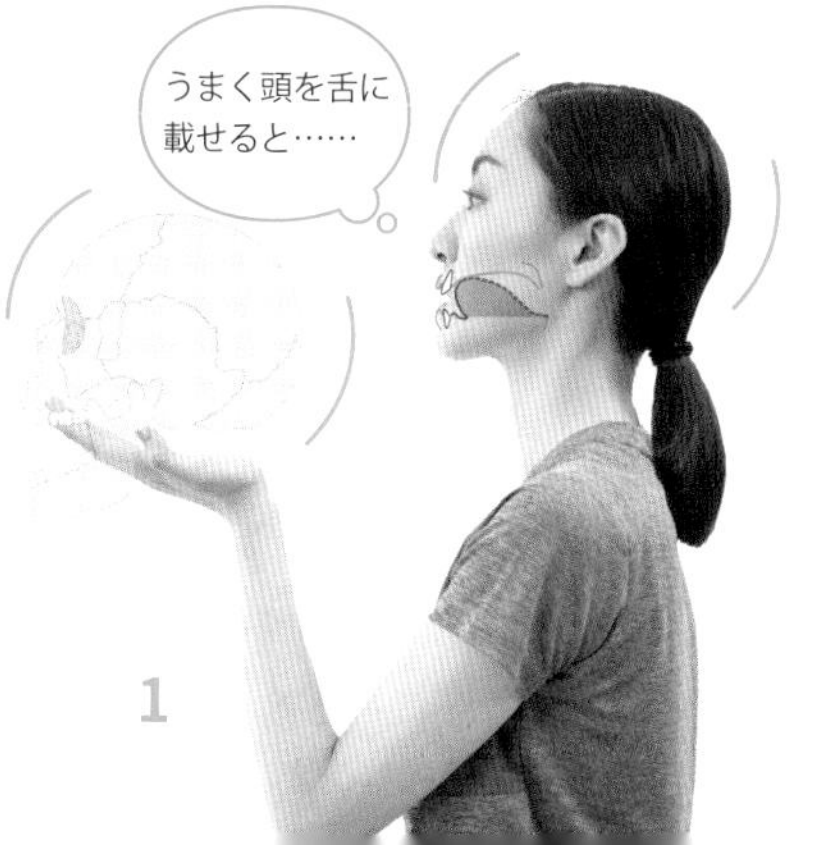
うまく頭を舌に
載せると……
1

まずはウォーミングアップから！

舌の大事さをお伝えしたところで、早速風船を膨らませたいところですが、その前に舌と横隔膜のウォーミングアップをしましょう。

あなたは音が鳴りますか？「舌ぱっちん」

最初に行うのは「舌ぱっちん」です。講座などでも「何それ？」という顔をする方が多いのですが、説明をすると「ああ、あれか！」という感じで、子供の頃に遊んだ経験がある方が多いようです。

何をするかというと、

舌ぱっちん

1 舌を上あごに吸いつけ

2 離す時に「パチン」と音を鳴らす

舌ぱっちんにトライ！

1　舌先を上あごのスポットにつけてから、
2　軽く口を開きながら離します。しっかり舌が上あごに密着していると「パチン！」という音がします。

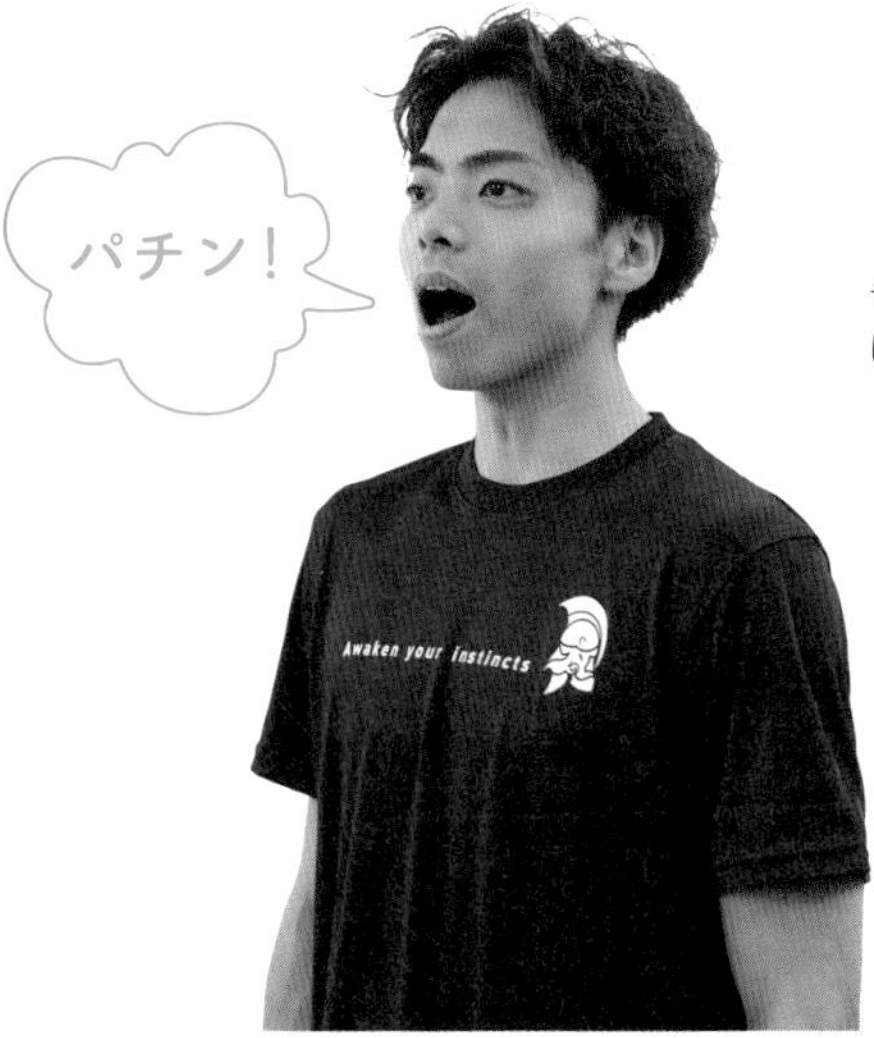

2

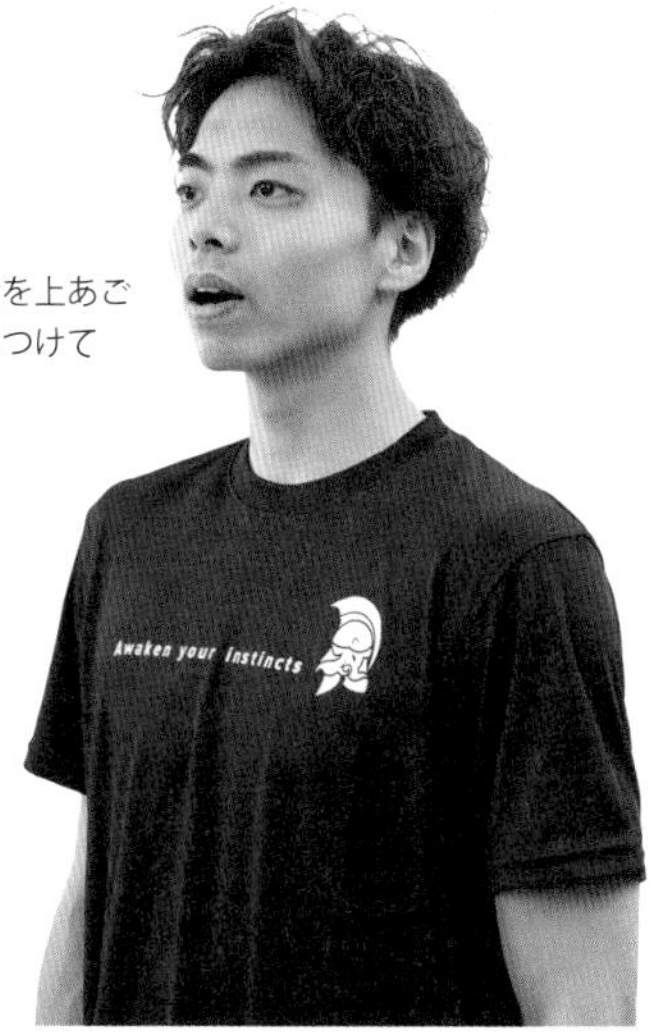
舌を上あご
につけて
1

QR動画

これだけです。遊んでいるように見えるかもしれませんが、この運動は鼻呼吸をする上でとても重要です。

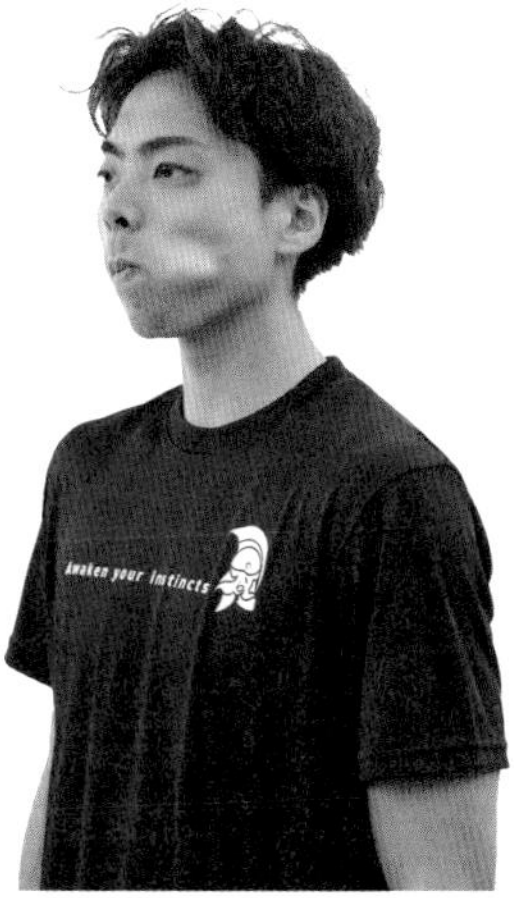

舌のトレーニング

舌のトレーニングには、舌回しが効果的です。口を閉じた状態で、外から舌の位置がわかるくらいほっぺたの内側を舌先で押します。

横隔膜をしっかり動かした鼻呼吸をするためには、喉の筋肉（喉頭筋群）や舌が使えていることが大事なのです。理由は鼻と横隔膜の関係にあります。実はわたしたちの体には「鼻・横隔膜反射」という反射関係があり、鼻呼吸がしっかりできると横隔膜が動くのです。そのほかにも「鼻・肺反射」と呼ばれるものがあり、口呼吸に比べて鼻呼吸のほうが肺の換気能力が高いのです。

つまり、この「舌ぱっちんテスト」で、「パチン」と音がした方は、鼻呼吸をするために必要な舌の動きと力（舌圧）があるというわけです。音がすごく小さい、またはうまく鳴らない人は、「舌先しか上あごについていない」「舌先が丸まっている」「舌を離す時にあごが動きすぎている」などが考えられます。そうした方は、まず「舌全体を上あごにしっかりつける」ことからはじめることをおすすめします。

横隔膜をイメージしよう！

次に行うのは「横隔膜のイメージ」です。

横隔膜のイメージ

1　鳩尾の前で両手の指を組んで、手のひらを下に向けて、
2　手を下に降ろしつつ、鼻から息を吸います。
3　息を吸いきったら、今度は鼻から息を吐くのに合わせて、手を鳩尾の高さまで上げます。

1～3を5～10回ゆっくり行います。 慣れてきたら手の動きに合わせて、息が体の奥深くを出入りするイメージをします。

ここでは手のひらを横隔膜に見立てて、呼吸と一緒に動かすことでイメージします。一般的な筋トレでも効かせる部位をイメージすることで効果が変わりますが、それと同じです。実際に横隔膜がこんなに動くわけではありませんが、腹圧を入れて、風船を膨らませるのに大事なイメージなので、焦らずゆっくり行ってみてください。

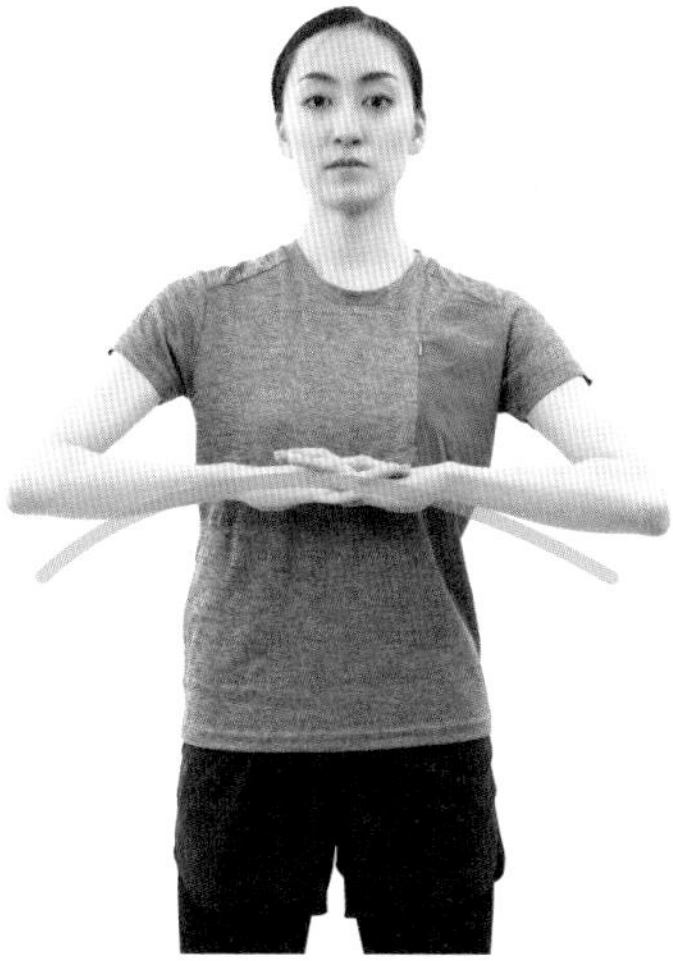

1

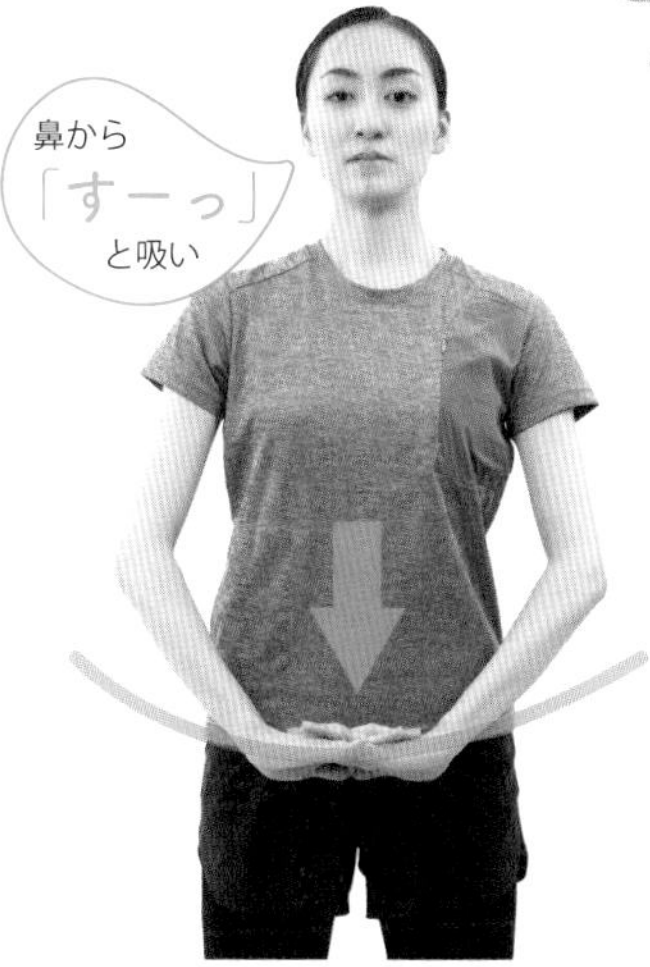
鼻から
「すーっ」
と吸い

2

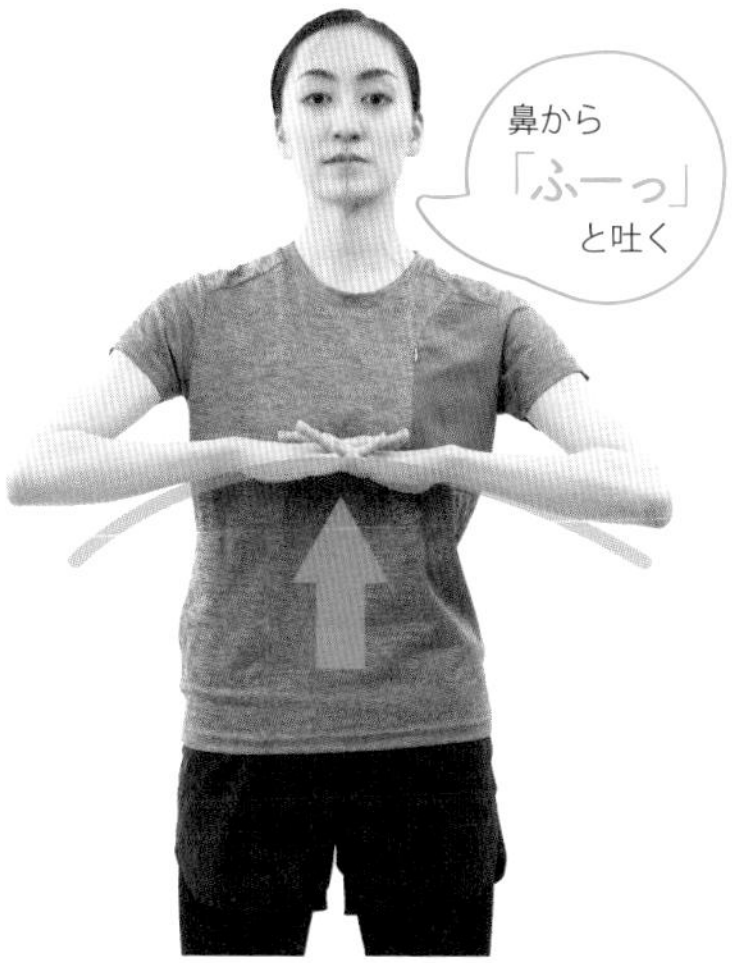
鼻から
「ふーっ」
と吐く

3

いかがでしょうか？　普段、口呼吸に慣れている方は息苦しく感じるかもしれませんね。その場合は、息を吐ききったり、限界まで吸いきったりせず、まだ息に余裕がある範囲で行ってみてください。この手のひらを使った呼吸法は気持ちを落ち着かせるためにも有効なので、緊張した場面や慌てている時にもおすすめです。

ほっぺたを膨らませよう！

次はほっぺたを膨らます練習です。

小さな子供を見ると、怒って「ぷっ」とほっぺたを膨らませたり、急いでご飯を食べて口いっぱいにしていますね。でも大人になるにしたがって、ほっぺたを目一杯膨らませる機会はあまりないと思います。特にＩＴの発達で人と話す機会が減ったことや、新型コロナウイルスの流行でマスクを着け続けたこともあり、表情自体が乏しくなっている人も少なくありません。そこで実際に風船を膨らませる前に、ほっぺたを目一杯膨らませる練習をしておきましょう。

ほっぺたを「ぷっ」と膨らませせる

1　口を閉じ、鼻から息を吸い込み、
2　ほっぺたを大きく膨らませます。膨らませたほっぺたをキープしたまま、ゆっくりと鼻呼吸を10回ほど繰り返します。 この時に舌は上あごにつけたままで行います。

鼻から
「すーっ」
と吸い
Awaken your instincts

1

ほっぺたを
「ぷっ」
と膨らませる
Awaken your instincts

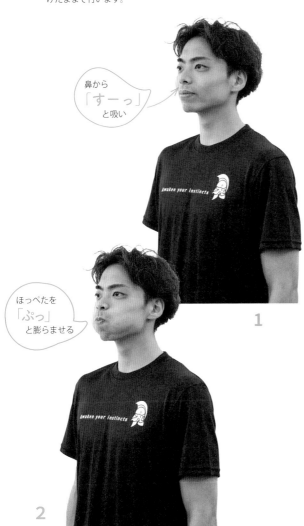

2

しっかり口を閉じることで、口の周りの口輪筋が働きます（49頁参照）。口輪筋はほとんどの表情筋につながっているので、顔のアンチエイジングにも効果があります。また、表情筋がこわばり固くなると、自律神経、特に副交感神経に悪影響を及ぼしますので、しっかり行ってください。

腹圧を入れながら呼吸をしよう！

次に腹圧を入れながら風船に息を吹き込むイメージトレーニングを行います。基本的には横隔膜のイメージと同じですが、今度はよりお腹を意識して行います。

慣れないうちは息を吹き込む時に、腹筋に力が入ってしまい体を曲げたくなるかもしれませんが、それでは腰を痛めるリスクがあります。必ず体は真っ直ぐな状態で、骨盤底に向かって息を入れる感じで行ってください。また、空気を吹き入れる時は、ほっぺたを膨らませたまま行います。息を鼻から吸う時も同じです。

いずれのウォーミングアップも無理のない範囲で行ってください。普段無意識に行っている呼吸に意識を向けて、筋肉にスイッチを入れていくようなイメージです。

これに限らずですが、気分が悪くなった時には必ず休んでください。適度に「やった感」が得られる程度で十分です。仕事の合間や、電車を待っている時など、ちょっとしたタイミングで実践することで、次第に腹圧が強く深く入るようになります。

リングに「ふ～っ」と息を吹き込む

1　胴体を膨らませながら鼻から息を吸い込みます。
2　親指と人差し指でOKマークを作り、リングの部分を口元に当ててほっぺたを膨らませます。
3　ほっぺたを膨らませたままリングに息を吹き込みます。この時に下腹まわりを「ぐーっ」と大きく膨らませます。 口から息を吐きながら行うことがポイントです。イメージとしては上から下へ息を吹き下ろす感じです。口から息を吐ききったら、指はそのままにして1に戻ります。これを5～10回くらい繰り返します。

QR動画

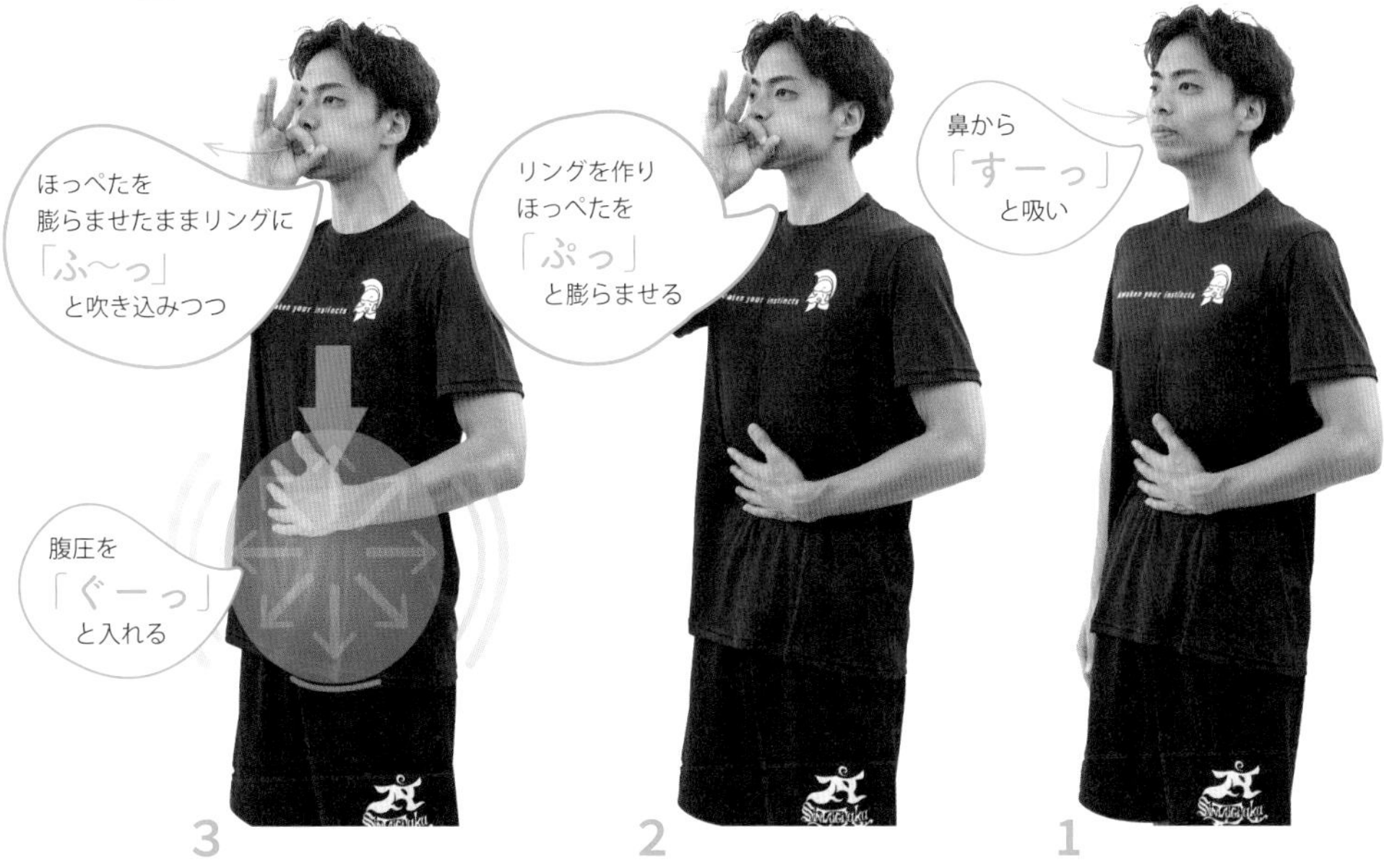
ほっぺたを
膨らませたままリングに
「ふ～っ」
と吹き込みつつ
腹圧を
「ぐーっ」
と入れる
リングを作り
ほっぺたを
「ぷっ」
と膨らませる
鼻から
「すーっ」
と吸い
3
2
1

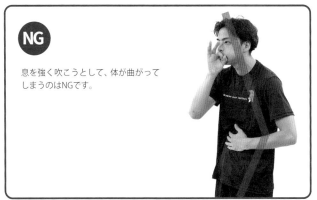

NG

息を強く吹こうとして、体が曲がってしまうのはNGです。

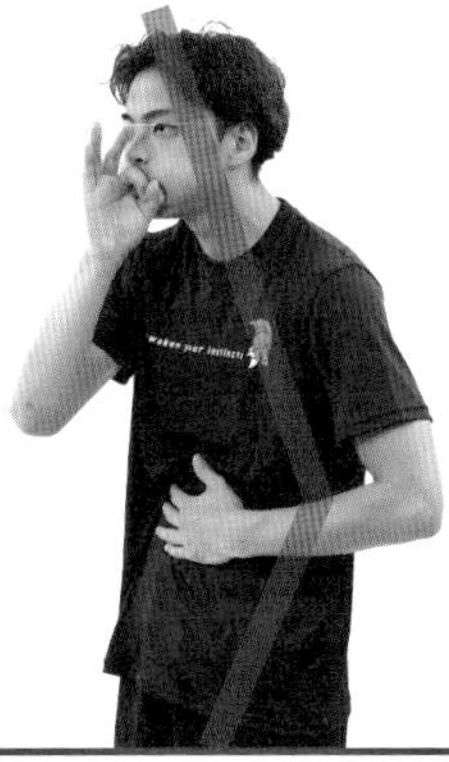

column

横隔膜と人間

本来の呼吸とは「横隔膜を主とした鼻呼吸」のことをいいます。ところが人間の場合、言葉によって互いにコミュニケーションをすることから、「口呼吸」ができる唯一の動物として進化しました。そのため、他の哺乳類動物に比べて、気道と食道の構造をはじめ様々な点で特殊になっています。

なかでもユニークなのが横隔膜です。

呼吸運動で重要な横隔膜は、随意筋と呼ばれる筋肉で、腕や足の筋肉と同じく運動神経を通じて意識的にコントロールできます。そのおかげでわたしたちは横隔膜を動かし、言葉を話したり、笛を吹いたり、風船を膨らませたりすることができるわけです。

一方で横隔膜は、もうひとつの顔を持っています。それは心臓や食道、腸と同じように、特に意識をしていなくても働く不随意筋的な要素です。当たり前ですが、わたしたちの心臓は「動け！」と意識する必要もなく、生きている間はずっと動き続けています。これは食道や腸も同じで、食事をしたら自動的に消化吸収してくれています。逆に「心拍が速いので、少し遅くしてください」とか「消化を助けるため、胃をもっと動かしてください」といわれても困りますよね。こうした意識に関係なく自動的に働いている筋肉は、不随意筋と呼ばれ、自律神経（交感神経・副交感神経）によってコントロールされています。

いい換えれば、横隔膜は意識と無意識の間にある筋肉なのです。そして、この性質をうまく利用したのが、古くから伝わる、ヨガや太極拳、瞑想法でしょう。いずれも呼吸を意識することで、横隔膜を入り口に自律神経にアプローチすることで、交感神経と副交感神経のバランスをとり、体と心をコントロールすることを目指しているわけです。

そういった意味では本書で紹介している風船エクササイズも同じだといえます。ただ少し違うのは、より強く腹圧を意識している点にあります。理由は、現代人の多くは腹圧が不足しているからです。それをそのままに伝統的な修行法・呼吸法を試してみたところで、前提となる体が違う以上、思うような効果を得ることは難しいわけです。こんな風に考えると多くの人が悩む腰痛は、自分でも気がつかない心の痛みが横隔膜を通して現れているとも思えます。

本書で紹介している風船エクササイズは、横隔膜を目覚めさせて腹圧を養い、先人たちの心と体を取り戻すためのリハビリといえるかもしれません。

風船エクササイズ

「初級編」

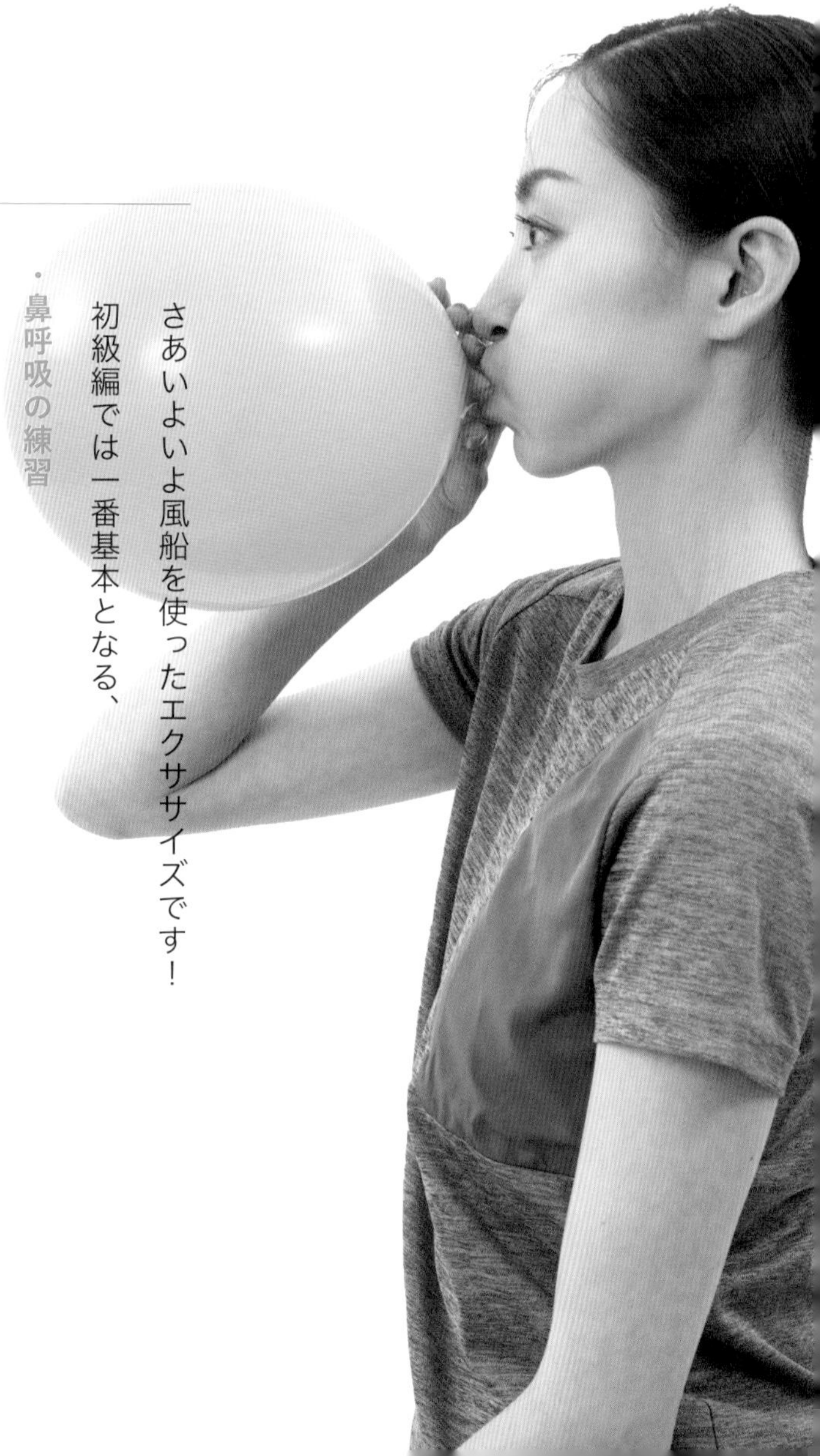

さあいよいよ風船を使ったエクササイズです！

初級編では一番基本となる、

・鼻呼吸の練習
・腹圧の入れ方
・腰痛予防・解消のRBBエクササイズ
・腹圧をキープした歩き方

までを紹介します。

風船を膨らませる時に、必ず守ってほしいことは、

・鼻から吸い込んだ息を風船に吹き込む。
・大きく膨らませようと力まない。

です。普段、口呼吸が癖になっている方は、風船を膨らませる時にも無意識に口から息を吸い込んで風船を膨らませようとしてしまいがちですが、これはNGです。風船エクササイズは鼻呼吸を身につけるためのものですので、必ず風船をくわえた状態で、鼻から吸った息で膨らませてください。

また、風船エクササイズの目的は、膨らませた風船の空気圧を利用・コントロールして、お腹のインターナルコアマッスルや口の筋肉、表情筋にアプローチすることです。ですので、必要以上に風船を大きく膨らませる必要はありません。もし物足りなく感じたら少し小さめのサイズの風船にすることをおすすめします。

01

鼻呼吸の練習

風船エクササイズ「初級編」

まず一番の基本となる鼻呼吸の練習です。

1　坐骨で座面に立つようにして椅子に座ります。背中を真っ直ぐにして、舌で上あごを支えて、上あごと骨盤、骨盤底が水平になるようにします。この最初の姿勢がとても重要です。

2～3　風船をくわえて鼻から息を吸い、吸い込んだ息を風船に入れて軽く膨らませます。風船と自分のほっぺたが軽く膨らんだ状態です。

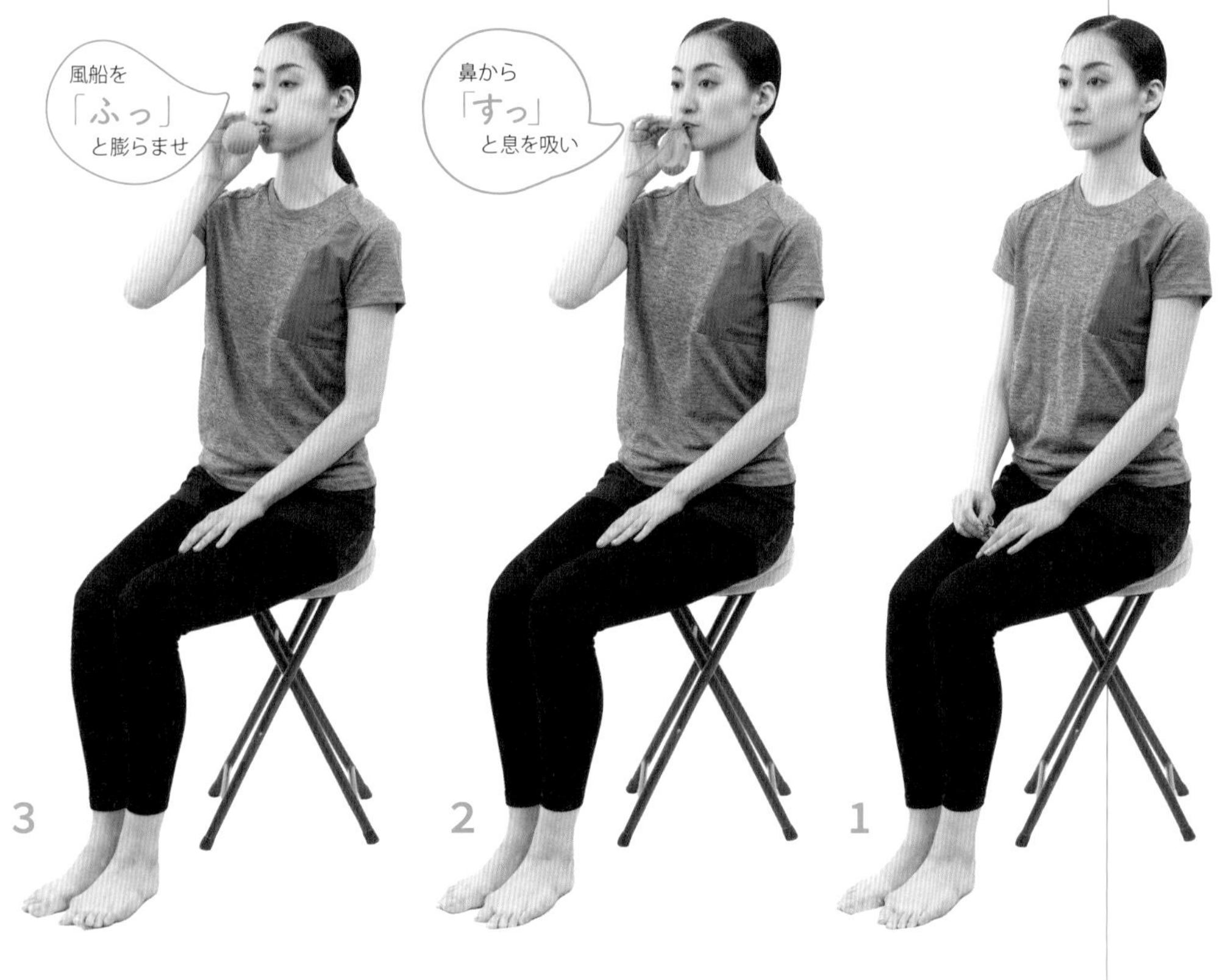
風船を
「ふっ」
と膨らませ
鼻から
「すっ」
と息を吸い
3
2
1

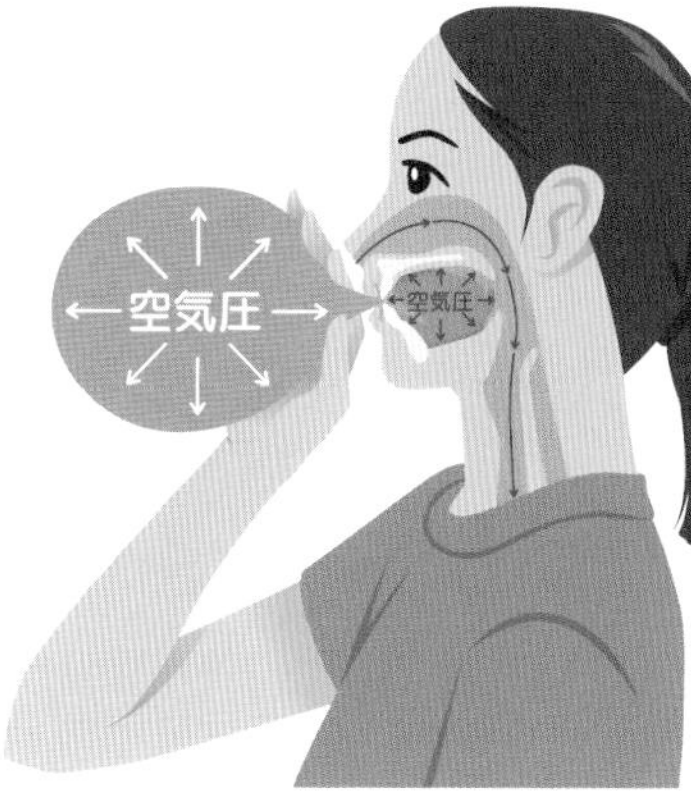
空気圧
空気圧

風船は、口元を軽く指で持ち、唇と歯で挟みます。

4　その状態で1度、鼻から軽くため息をつく感じで「すっ」と息を吐き出します。

5　ほっぺたを膨らませたまま鼻から息を吸い、風船を膨らませます。2～4回息を吹き込んで、風船がある程度の大きさになったら、風船の大きさをキープしながら鼻呼吸します。

QR動画

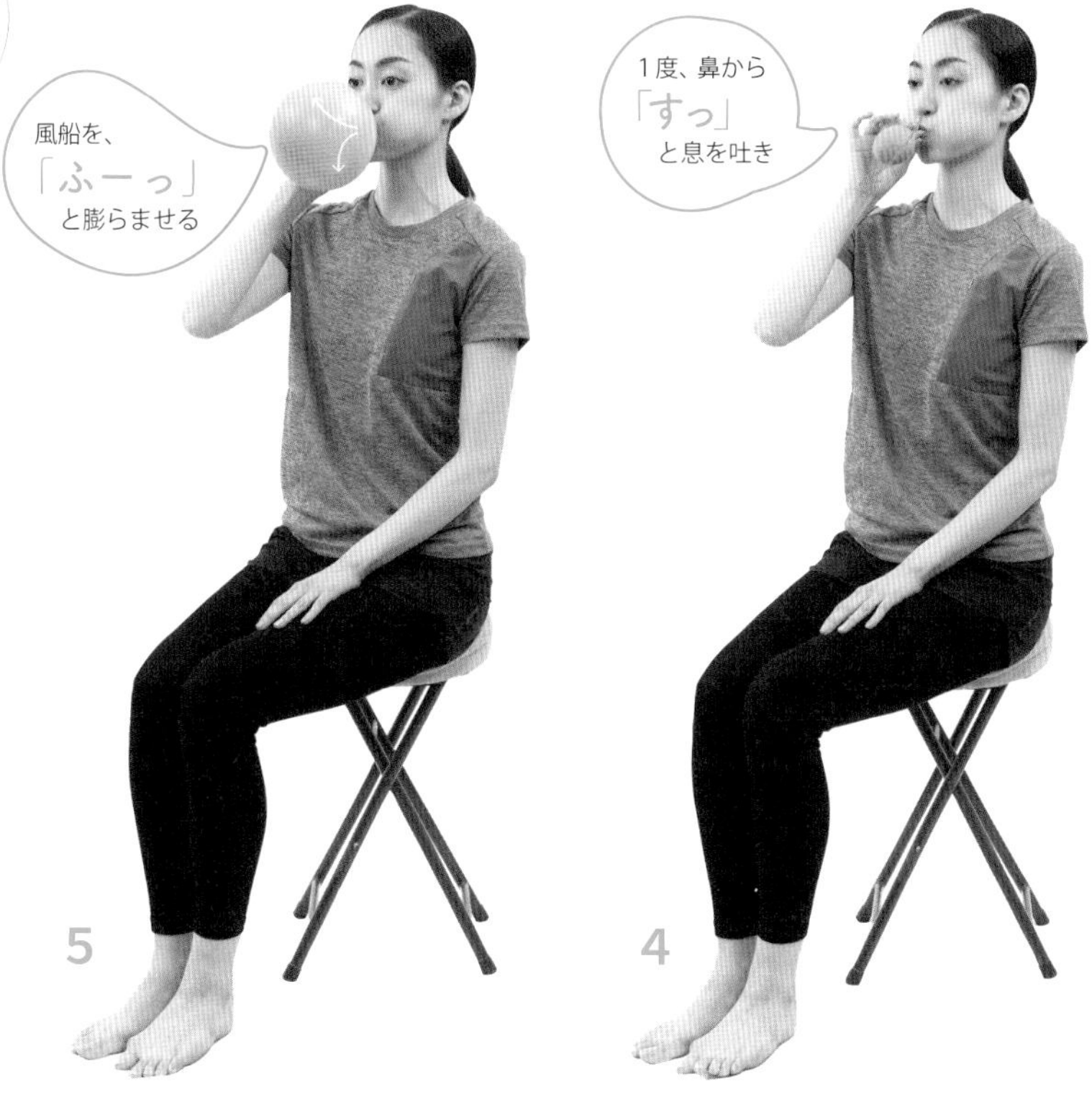
風船を、「ふーっ」と膨らませる
1度、鼻から「すっ」と息を吐き
5
4

6〜7　鼻呼吸をしながら舌の位置を確認しつつ頭を動かして、「すっ」と楽に支えられる場所を探します。
8　そのままの状態で鼻呼吸を続けます。最初は20秒くらいから、30秒、40秒と延ばしていき、まず1分間を目指します。この時に、息を吸う時間よりも、息を吐く時間を長くするように行ってください。

これが風船エクササイズの一番の基本になります。この風船を膨らませたまま鼻呼吸をしている状態が、横隔膜がしっかり働き、インターナルコアマッスルが活性化して腹圧がキープできている状態です。

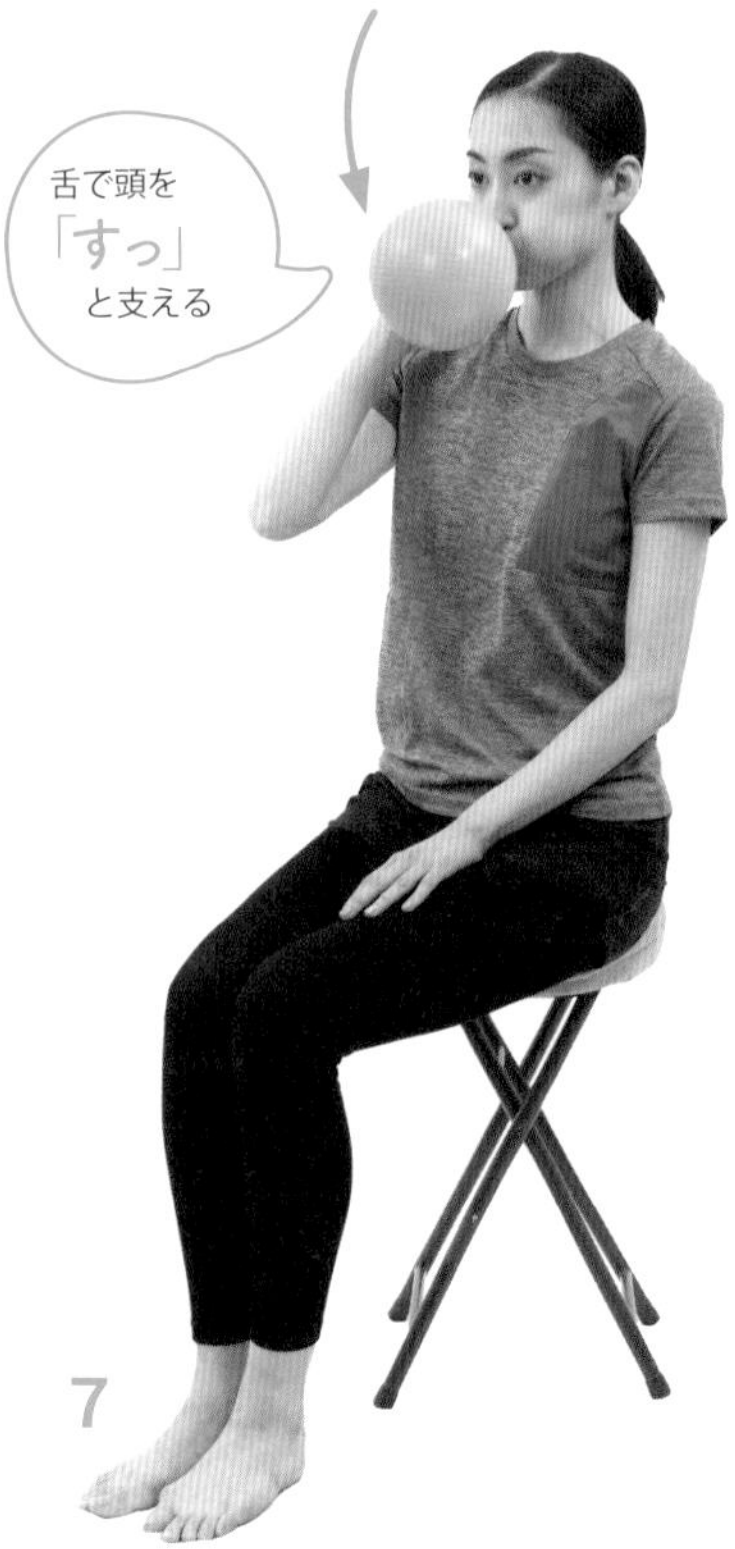

7

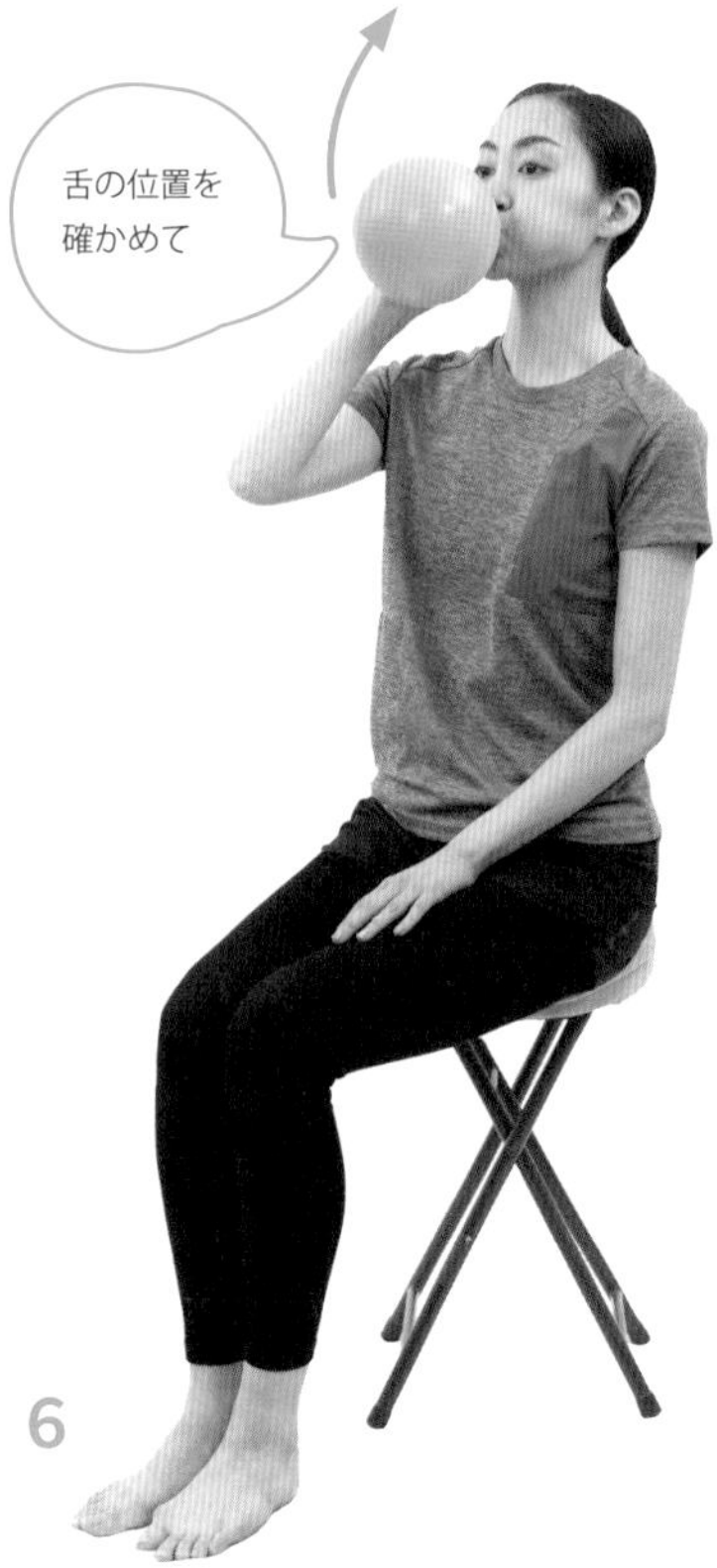

6

風船の大きさをキープすることで、上あごを支える舌圧が養われ、腹圧をコントロールできるようになります。

また、続けるうちに副交感神経が優位に働きリラックスできるとともに、どっしりとお腹が据わった感覚が出てくるでしょう。その感覚をよく覚えておき、最終的には風船がなくてもできるようになるのが理想です。

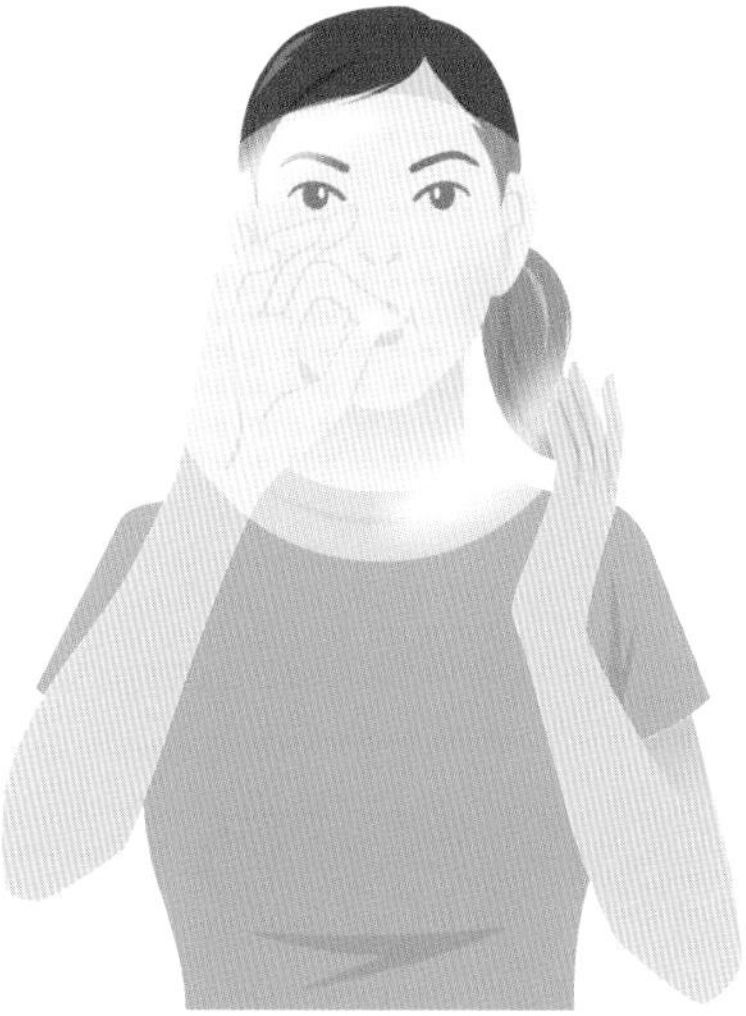

風船は、片手を軽く添えても、両手で支えてもOKです。慣れないうちはこの方が安定します。

QR動画

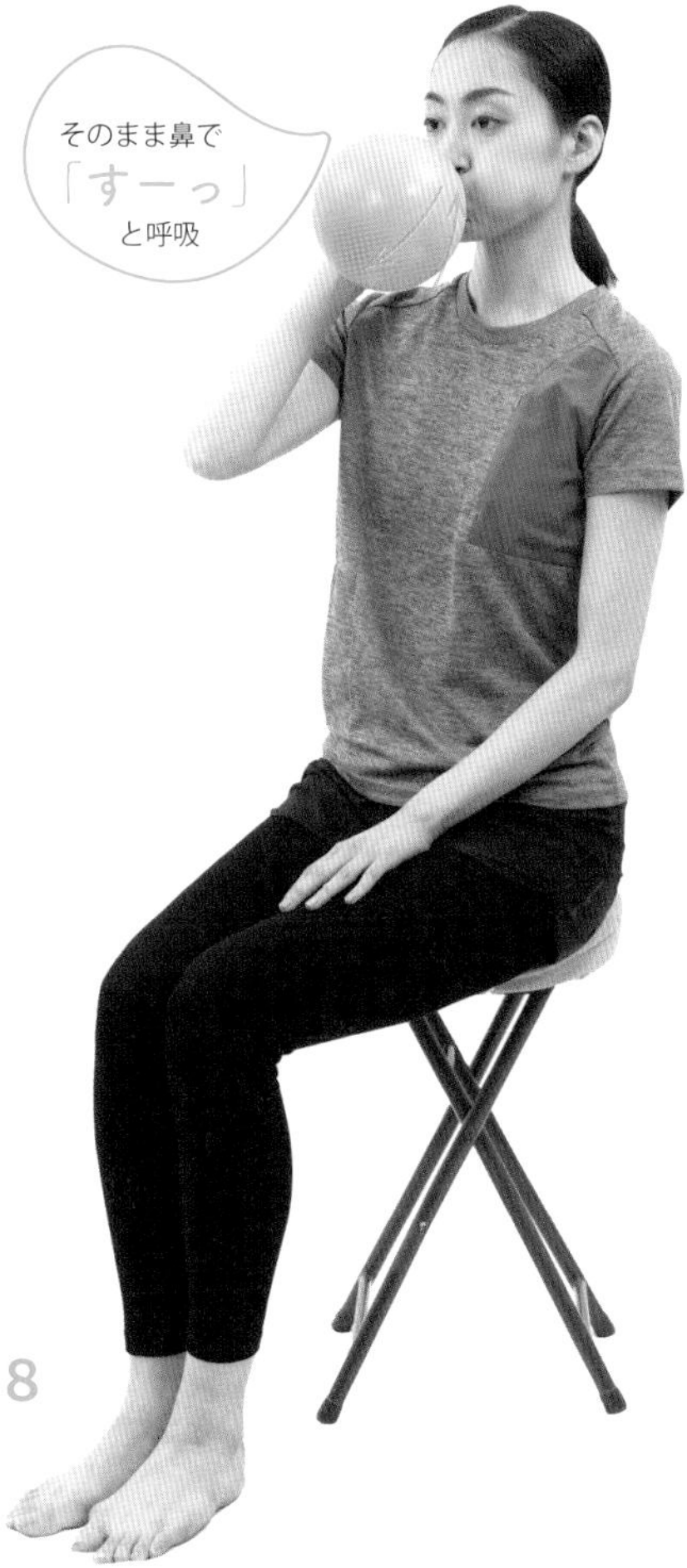

02

腹圧を入れる！

風船エクササイズ「初級編」

風船を膨らませたまま鼻呼吸ができるようになったら、より腹圧が入った呼吸に挑戦しましょう。ポイントは、息を吸いながらお腹を膨らませ、さらに吐く時にも腹圧を抜かずお腹を膨らませることです。

1　風船を膨らませたまま鼻から息を吸います。お腹が膨らむのを意識してください。

2　風船を膨らませたまま鼻から息を吐きます。この時にお腹を凹まさずに、さらに膨らませます。これを繰り返します。最初は20秒くらいから延ばしていき１分を目指しましょう。この時に、息を吸う時間よりも、息を吐く時間を長くするように行ってください。

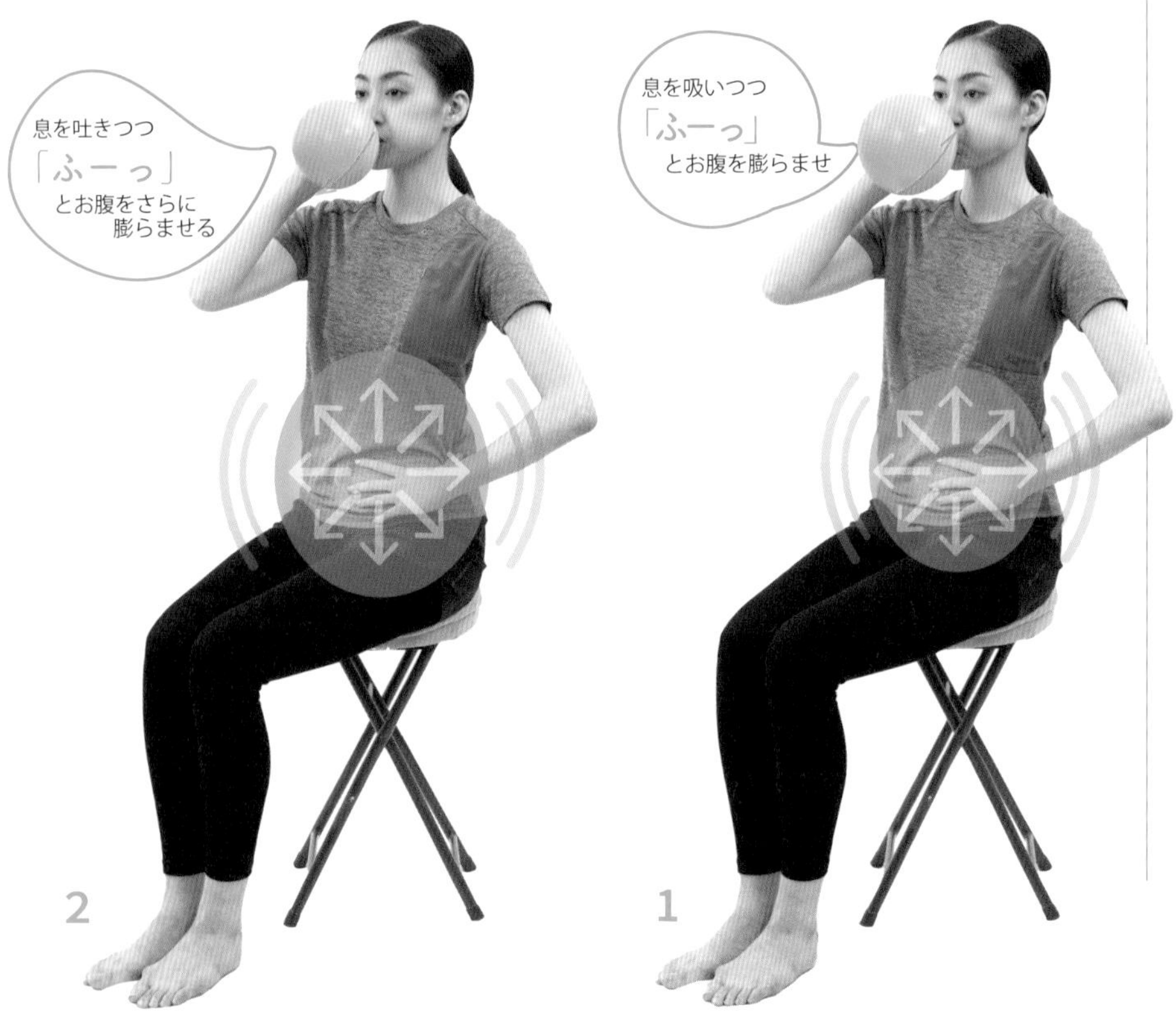
息を吸いつつ
「ふーっ」
とお腹を膨らませ
1
息を吐きつつ
「ふーっ」
とお腹をさらに
膨らませる
2

　お腹を真っ直ぐ前に膨らませるのではなく、鳩尾から真下、骨盤底に圧を入れるイメージで行います。そうすることで横隔膜がしっかり上下に動き、腹圧が波のようなゆったりとしたリズムで入ります。この感覚が出てくると、体幹から無駄な力が抜け、腰が軽くなり、背中が通った感じが出てきます。

　うまく腹圧が入っている目安としては、「腰の感覚」に注目して、背骨が伸びたり、腰が軽くなったり、ゆるんだりする感覚を大事にしてください。

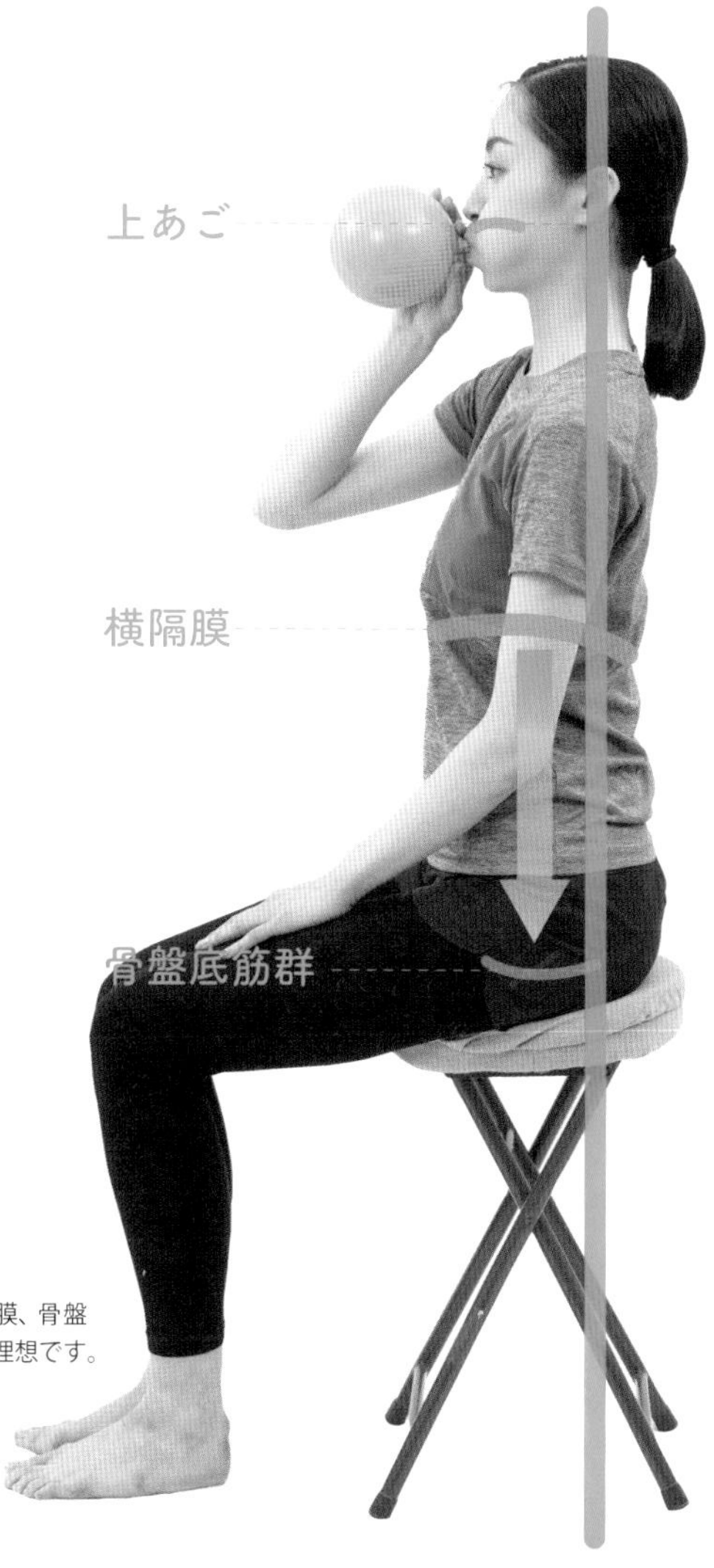

横から見た時に、上あご、横隔膜、骨盤底筋群が平行に揃っているのが理想です。

03 RBBエクササイズ01

ここで紹介するRBB（レジスタンス・ブリージング・バルーン）エクササイズは、仕事が忙しくて体を動かす時間が取れない方から、アスリートなどで怪我の回復を早くしたい方、トレーニングからの超回復をさせたい方までにおすすめできるエクササイズです。具体的には、膨らませた風船のなかの空気を利用して腹圧を高めていきます。

（風船を膨らませて鼻呼吸をした状態から）

1　膨らませた風船のなかの空気を体に吸い入れます。風船がしぼむ力で自然に流れてくる空気を下腹・骨盤底方向に入れるイメージで、わき腹や背中側など胴体全体を膨らませます。

QR動画

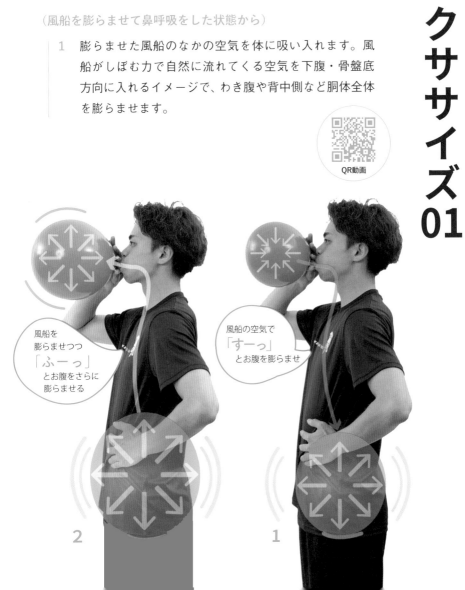

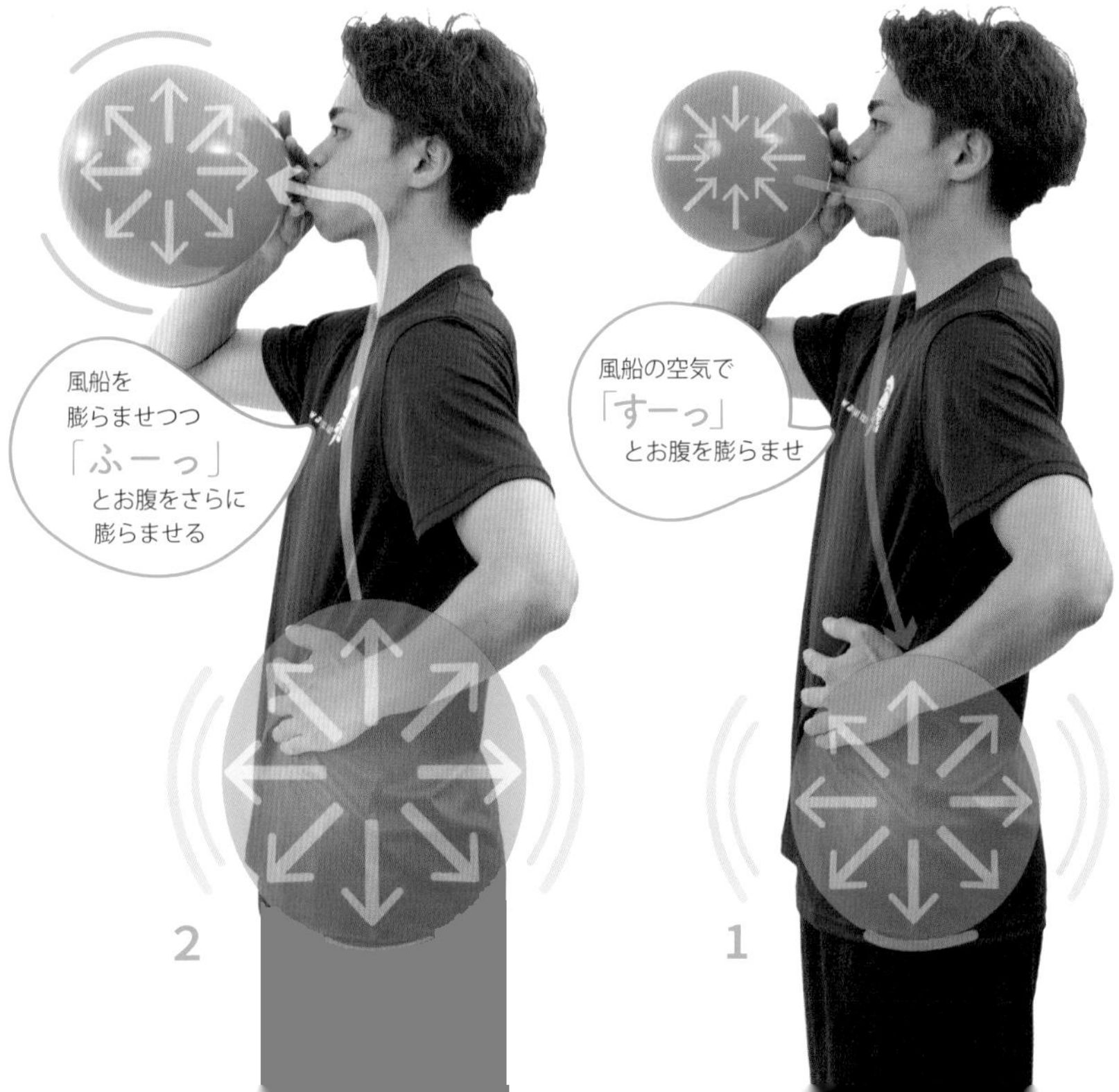
風船を
膨らませつつ
「ふーっ」
とお腹をさらに
膨らませる
2
風船の空気で
「すーっ」
とお腹を膨らませ
1

ポイントは喉の開きを意識して、風船のなかの空気がゆっくり入ってくるように行うことです。慣れないうちは唇で入ってくる空気の量を調節しても良いでしょう。

2　吸い込んだ空気を再び風船にゆっくり吹き込みます。 この時に、お腹を凹ませず、さらに胴体が膨らむように行います。このエクササイズの間は鼻呼吸はせずに行います。これを繰り返します（3～4）。

終わったら風船を口から離し、鼻呼吸で息を整えて終了です。

試してみればわかりますが、慣れないうちはなかなか難しいでしょう。最初はまず５回を目指して、徐々に増やしてみてください。このエクササイズでは風船の空気圧を利用して、横隔膜と腹斜筋に負荷をかけることで、動きを呼び覚ますと同時に、「腹圧を入れる」という能力を呼び起こします。

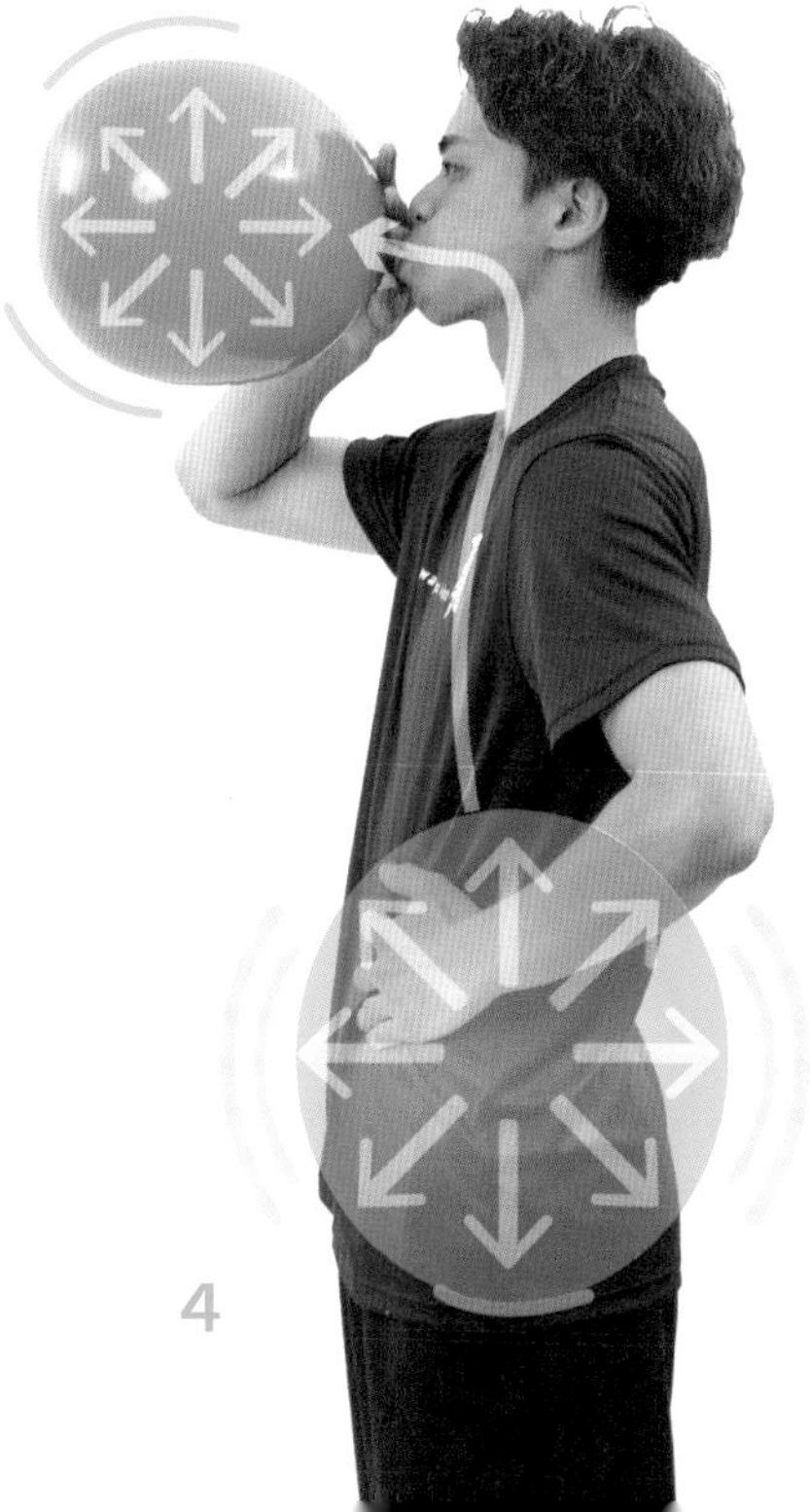
4

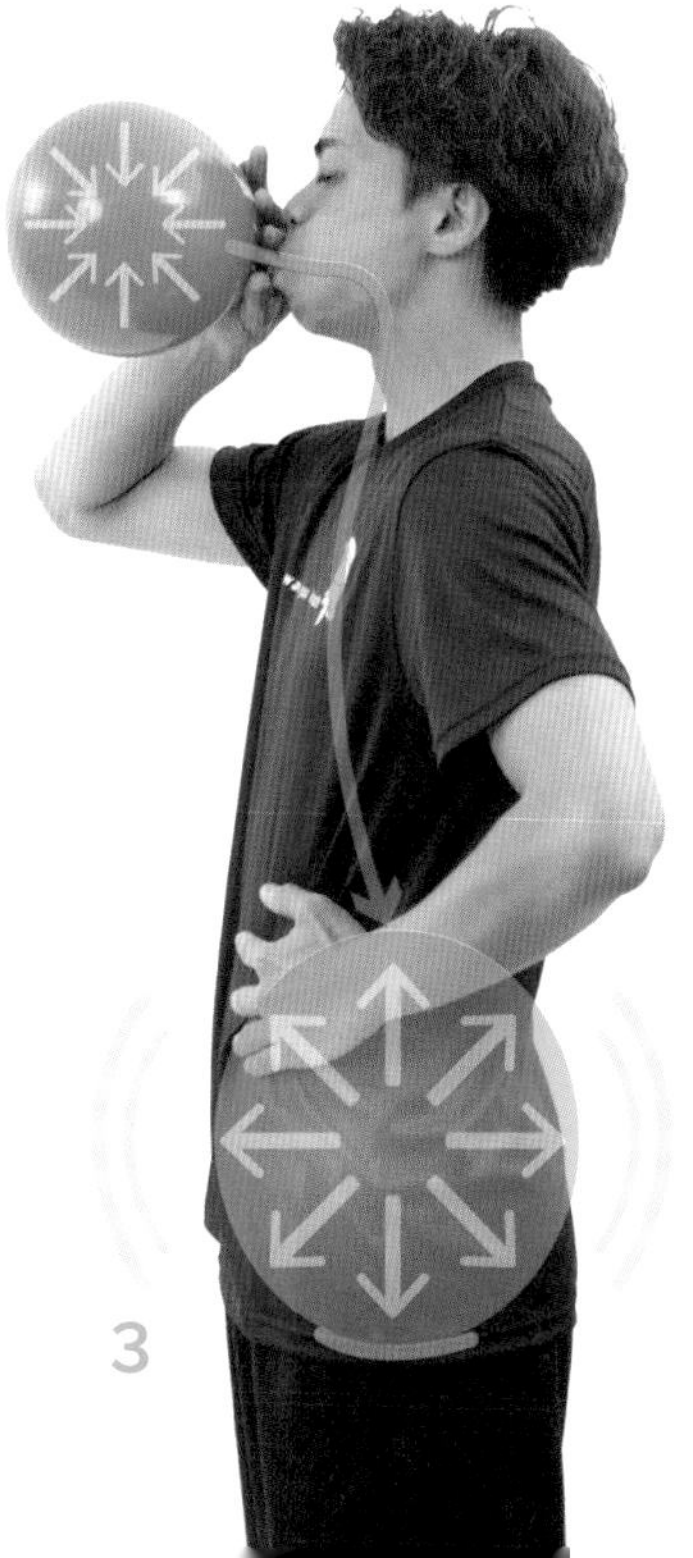
3

04

RBBエクササイズ02

風船エクササイズ「初級編」

基本的にはRBBエクササイズ01と同じです。違うのは空気を風船に吹き入れる時に、お腹を凹ませるところです。

（風船を膨らませて鼻呼吸をした状態から）

1　膨らませた風船のなかの空気を体に吸い入れます。RBBエクササイズ01と同じです。

2　風船にゆっくり息を吹き込みます。RBBエクササイズ01と違い、お腹を凹ませて行います。息は目一杯吹き込まず、６割程度で大丈夫です。

3～4　数回繰り返したら風船を口から離し、鼻呼吸で息を整えて終了です。

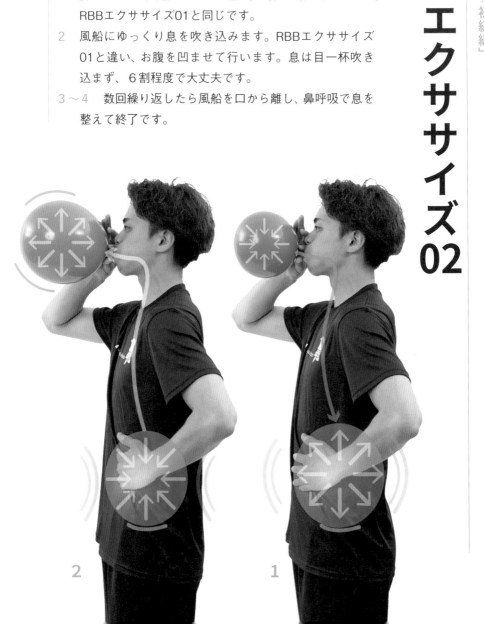

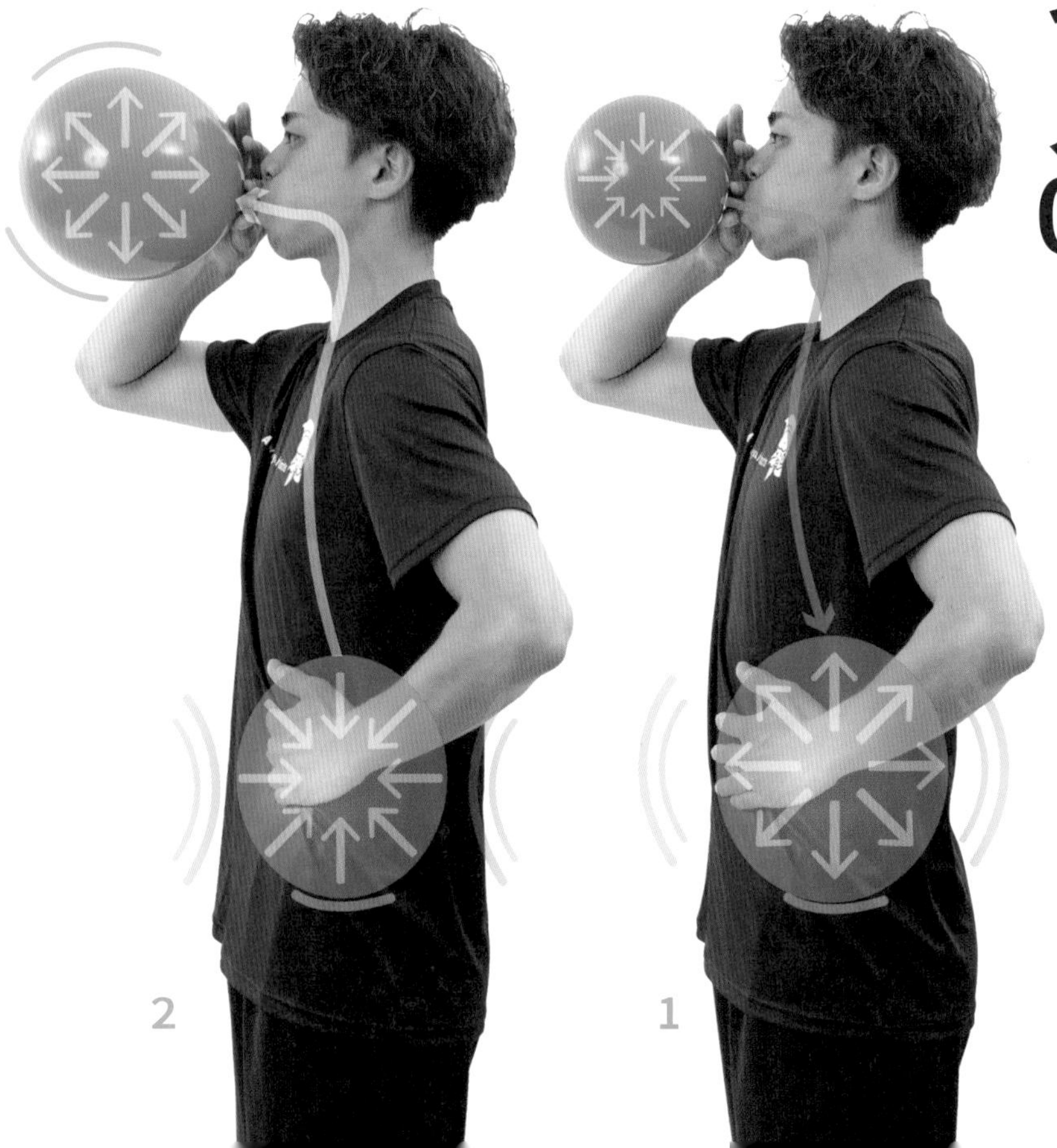

RBBエクササイズ01に比べて、体への負担が少なく、全身の血行を改善させるほか、疲労回復、リラックス、疼痛コントロールを目的としたエクササイズです。腰を膨らませたり凹ませたりするので、腰全体のストレッチ、セルフマッサージになります。

RBBエクササイズ01は交感神経を素早く活性化させることができるので、少し気分をしゃっきりさせたい時や、トレーニングの前のウォーミングアップに、RBBエクササイズ02は副交感神経を優位にするので、気分を落ち着かせたい時や、クールダウンとして行っても良いでしょう。

QR動画

風船の空気で
「すーっ」
とお腹を膨らませ
3

風船を
膨らませつつ
「ふーっ」
とお腹を凹ませる
4

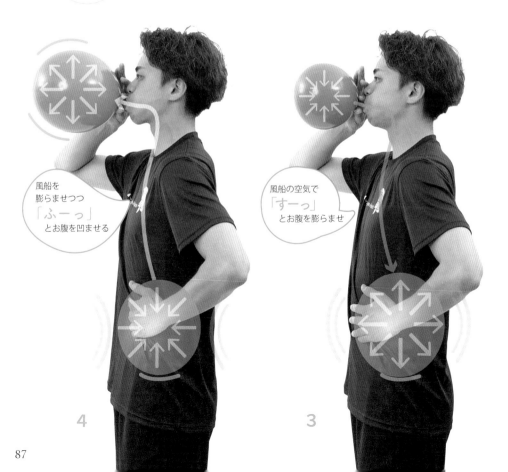

05

風船エクササイズ「初級編」

腹圧をキープして歩く

腰が痛いと、つい歩き方が「おっかなびっくり」になりますね。

これは腹圧が不足しているため、地面からの衝撃がダイレクトに腰に響くのを防ごうという体の防御反応です。ただこうした動きは、逆に体が過緊張になってしまい動きがぎこちなくなるため、ちょっとしたショックでさらに腰を痛めたり、座り込んでしまったりするわけです。

そこでここでは、ここまで養ってきた腹圧を維持した歩き方を紹介します。

※このエクササイズは、フローリングや床の上で、裸足で行うようにしてください。

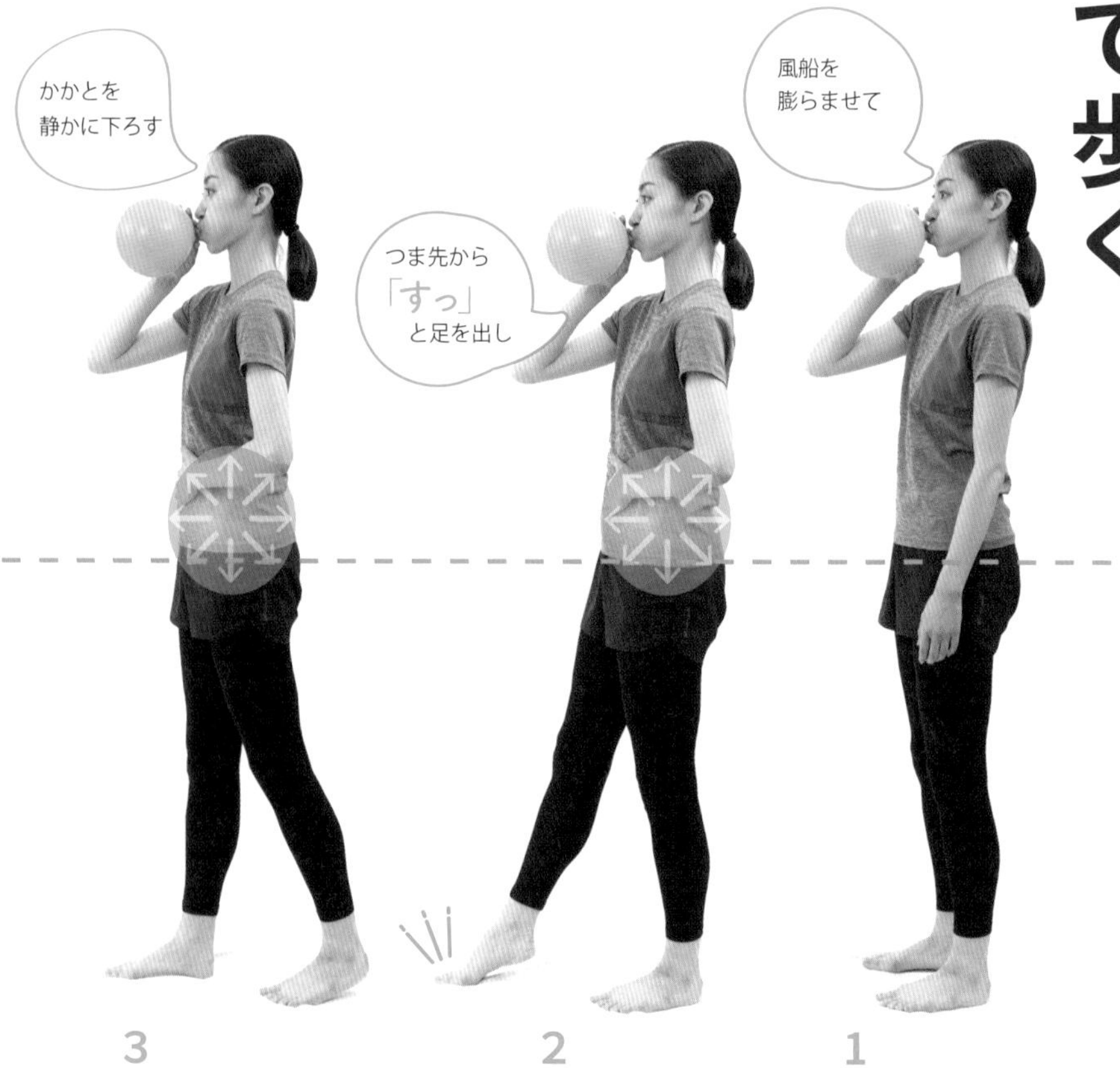
風船を
膨らませて
つま先から
「すっ」
と足を出し
かかとを
静かに下ろす
1
2
3

1　立った姿勢で風船を膨らませます。
2～6　風船の大きさをキープしたまま鼻呼吸をしながら足を進めます。この時、かかとからではなく、つま先から床につくように歩きます。イメージとしては、［つま先→土踏まず→かかと］の順番で床につける感じです。足を離す時は、逆に［かかと→土踏まず→つま先］の順番で、床から足裏のシールをはがすイメージです。

裸足で歩くと床からの衝撃がどう自分の体に伝わっているかがわかるでしょう。腹圧が入った状態だと、腰の位置が安定して、腰の負担が軽くなることに気がつくはずです。

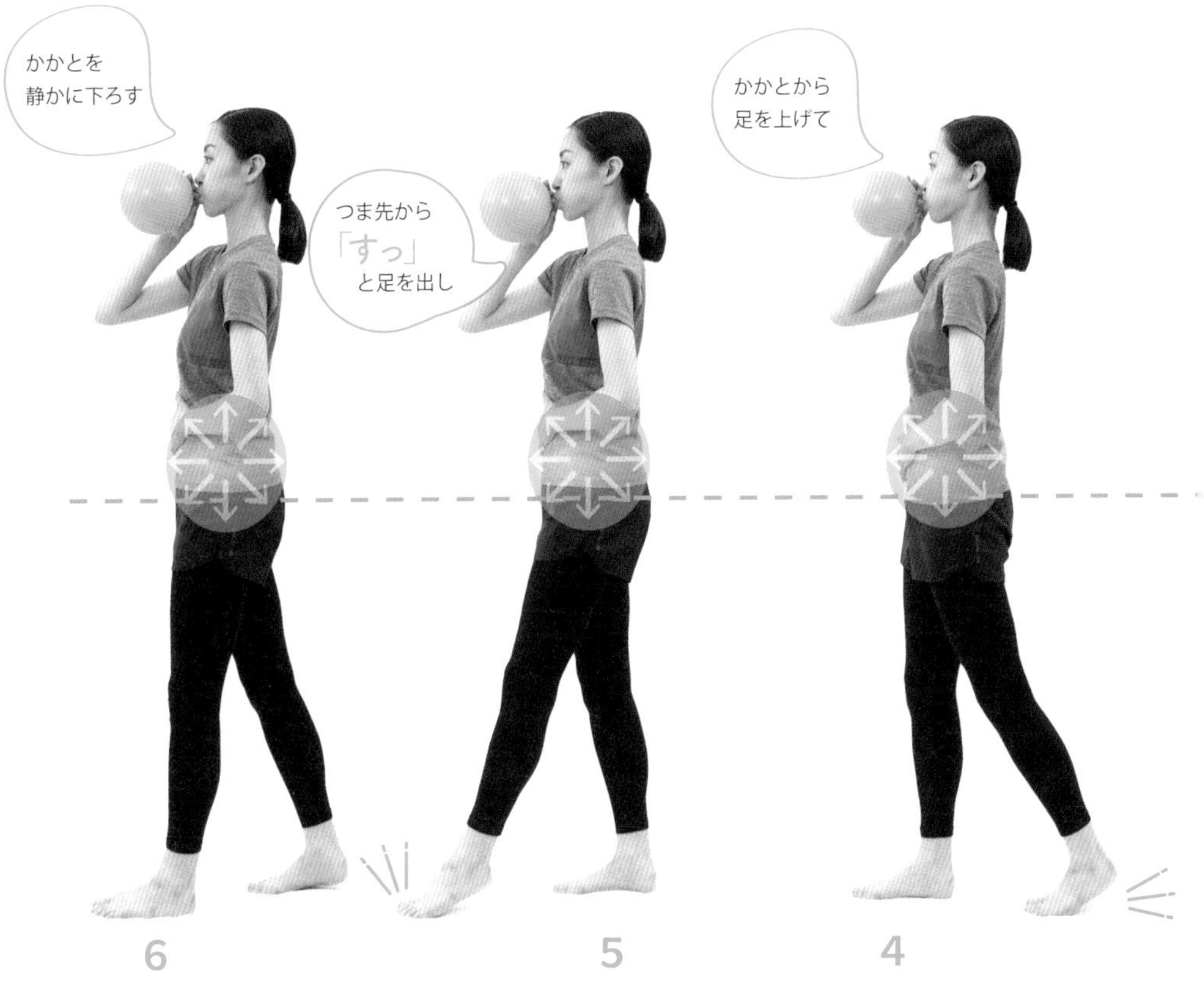
かかとを
静かに下ろす
つま先から
「すっ」
と足を出し
かかとから
足を上げて
6
5
4

腹圧を日常生活で活かす「考える人」のポーズ！

ここまでウォーミングアップと初級編を紹介してきました。大事なことは、ここで実感した腹圧がかかった状態を、風船がない状態でも維持することです。すぐにうまくできなくても大丈夫です。大事なのは「横隔膜をイメージする」「舌で上あごを支える」「ほっぺたを膨らませる」といった小さなアクションをすることで、鼻呼吸と腹圧を意識することです。

そこでわたしがおすすめするのは「考える人」のポーズです。ロダンのブロンズ彫刻で有名なあのポーズを少しアレンジしたものです。

「考える人」のポーズ

1. 右腕を横隔膜の前に置き、左手をほっぺたに当て、
2. 舌で上あごを支えつつ、鼻から息を吸い、顔を起こします。
3. 鼻呼吸を繰り返し、腹圧を意識します。

どこでもできる「考える人」のポーズ

1　右腕を横隔膜の高さに置き、左肘を支えます。左手はほっぺたに当てます。
2　舌で上あごを支えながら、鼻から息を吸い顔を起こします。
3　鼻呼吸を繰り返しながら、腹圧を意識します。

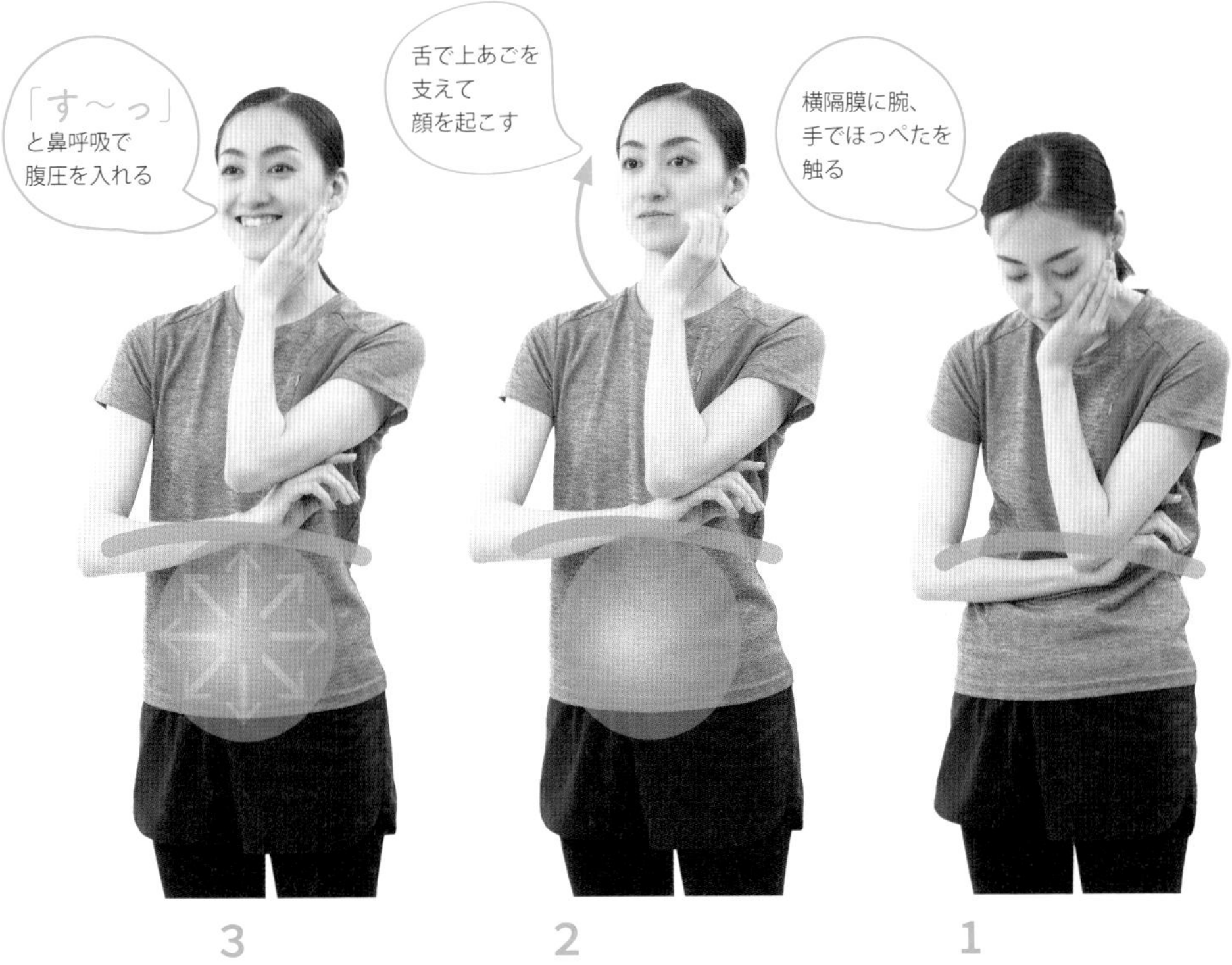
「す～っ」と鼻呼吸で腹圧を入れる
舌で上あごを支えて顔を起こす
横隔膜に腕、手でほっぺたを触る
3
2
1

ポイントは、呼吸で横隔膜が動くのを感じて、腹圧がしっかり骨盤底群に届くのをイメージすることです。腹圧に腕を含めた上半身を載せることで、自然に腰や肩、首が楽になります。

このポーズはどこでもできるので、腰の痛みを感じた時はもちろん、パソコンの前で作業をしていたり、重い荷物を運んだり、電車でスマートフォンを見ていたり、プレゼンテーションで緊張して息が浅くなっている時に思い出して行うといいでしょう。繰り返すうちに、徐々にですが確実に腹圧をキープした呼吸と体、心を身につけることができます。

まずはここまで紹介したウォーミングアップから初級編までを繰り返してみてください。

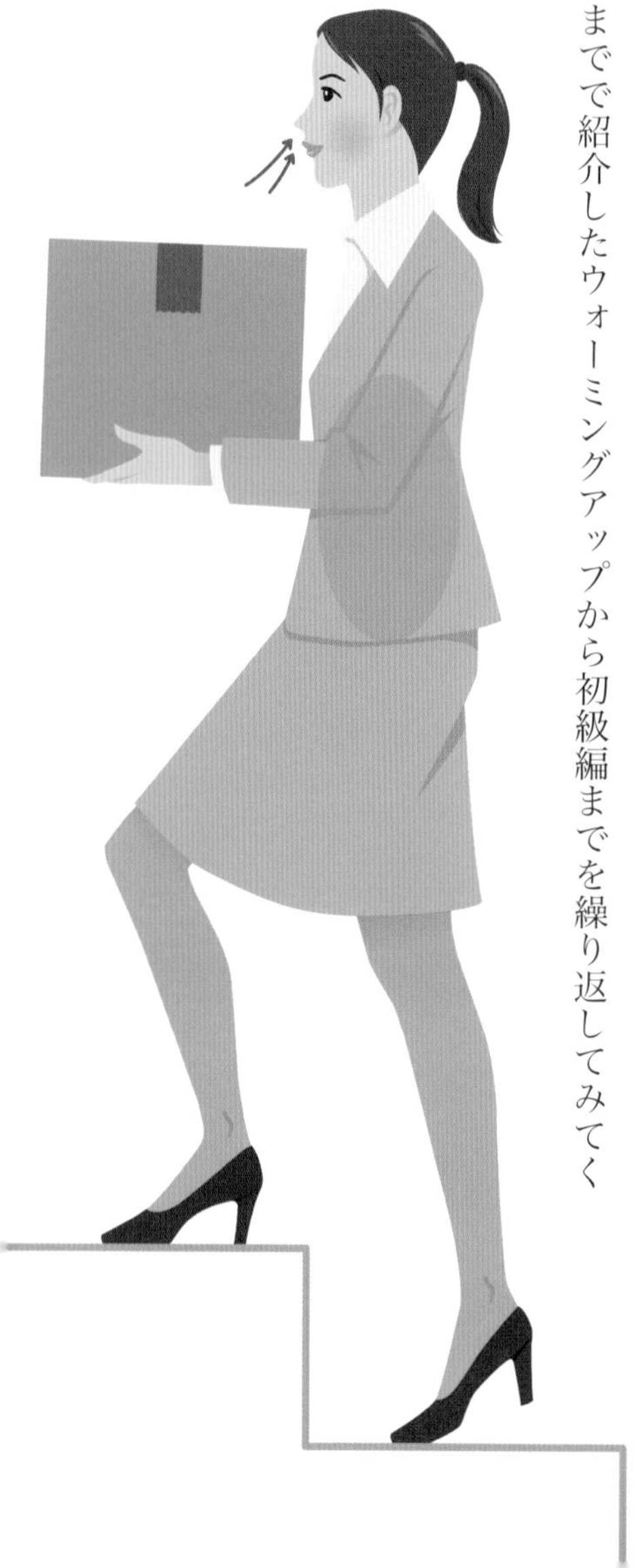

腹圧で日常生活も楽々！

腹圧が入り、横隔膜が動いた腹式呼吸ができていると、腰が楽になるほか、緊張する場面でも落ち着いて対処できるようになります。

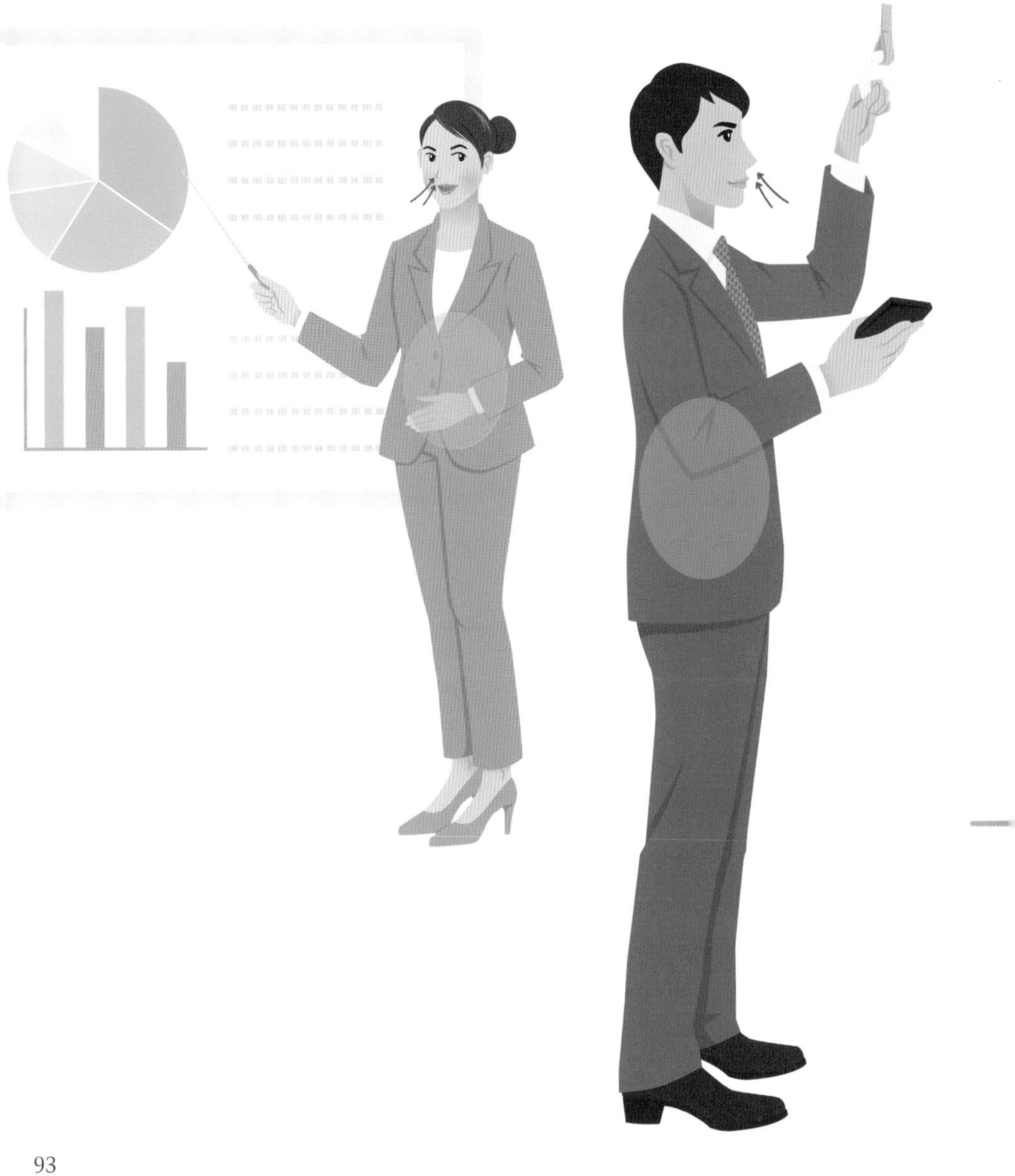

「こんな時、どうすればいいの？」

風船エクササイズQ&A

ここでは風船エクササイズを行うなかで、よくある質問をまとめました。

Q うまく風船を膨らませることができない！

A 一気に膨らまそうとしないようにしましょう

「肺活量が弱いのか、風船をうまく膨らませることができない」という方がいらっしゃると思います。そうした方の多くは、風船をくわえたところから一息で膨らませようとしていることが多いようです。

大事なのは、一気に膨らませようとしないことです。まず、一度風船とほっぺたの膨らみを作ってから、ため息をつくように鼻から息を軽く吐き、改めて吸った息で風船を膨らませることです。これはとても大事なことなので覚えておいてください。

また慣れないうちは、風船を膨らませる前に、数回軽く息を吹き入れて、自分の息と風船をなじませてから息を吹き込むといいでしょう。

Q 風船をくわえ続けられない！

A 口に水を含んで鼻呼吸してみましょう

プロのダンサーや選手でも最初は苦労する人がたくさんいるので、心配しなくて大丈夫です。

そうした方へのおすすめは、口いっぱいに水を含んだ状態で、鼻呼吸をすることです。口から水が漏れないようにするためには、口の周りにある口輪筋という筋肉を使うことになり、風船をくわえる力が養われます。この口輪筋は表情筋のなかでもセンター的な存在で、ほとんどの表情筋にくっついているので、顔のアンチエイジングにも効果があります。

それでもくわえることが難しい場合は、唇や歯で風船の口を少し塞いでもOKです。慣れてきたら、徐々に風船の口を開けていけばいいのです。こうして調節することも口輪筋のトレーニングになります。

Q 舌を上あごに押しつけ続けられません……

A まずは「気がつくだけ」でOKです

安心してください。普段、舌の位置なんて気にしていない人がほとんどですので、慣れるまで時間がかかるのは当然です。一番大事なのは「あ、舌が下がっている」と気がつけるようになることです。その時に舌で上あごを支えて、頭の位置と鼻呼吸を意識できればOKです。

また舌を強く上あごに押しつける必要はありません。それではかえって首が緊張してしまします。

65頁で紹介していますが、手のひらを舌に見立てて、上あごを載せるイメージが大事です。軽くうなずくように頭を動かし、自然に首や肩から力が抜ける場所を見つけたら、そのままゆっくり数回鼻呼吸をしてみてください。自然に腹圧が入り、気持ちが落ち着くのを感じるはずです。

Q 風船を膨らませるとクラクラする！

A 息を吸うのに頑張らないでください

風船を膨らませた時に「クラクラする」「ちょっとふらつく」などが起きる場合は、風船を膨らませようと意識するあまり、喉を締めすぎていることが原因と考えられます。

また日常的なストレスが強く、交感神経が過剰に働いている場合、喉の筋肉（咽頭筋）が過緊張になり、息が吐き出しづらくなることでも起きます。その場合は風船を使わずに、上あごにしっかりと舌をつけた状態で、口を大きく開けてゆっくりと鼻での深呼吸を4、5回繰り返してリラックスさせてください。その上で、次の2つを意識して行ってみてください。

1　呼吸は、吐くを2、吸うを1で行う。

2　息を吸うのを体に任せる。

1は、例えば吐く時に4秒かけたら、吸うのは2秒という感じです。厳密に2：1である必要はありませんが、必ず息を吐く方を長くしてください。

2は、息を吸うのに頑張らないということです。生徒さんを見ていると、真面目な人ほど一生懸命に息を吸おうとして過呼吸気味になるようです。ただ、そもそも人間の体は自然に呼吸を続けるようにできているので、無理に息を吸おうとしなくても大丈夫な仕組みになっています。具体的には呼吸中枢という神経がちゃんと呼吸ができているかを見張っているのです。その証拠に無理に息を止めても「ぷはっ！」と呼吸を再開してしまうはずです。ですので体に任せて鼻から自然に息が入ってくるイメージで行ってみてください。

Q 尿もれが心配……

A 息まないように注意してください

「尿もれが心配で、腹圧が入れられない」という声を時々聞きます。確かにネットなどを見ると、尿もれ対策として「過度な腹圧を入れないこと」と説明されているようです。ですが、そもそも尿もれの多くは、骨盤底筋群や尿道括約筋が弱くなってしまったことが原因です。これを防ぐには骨盤底筋群の働きを回復させることが必要になります。

ただ、前にも書きましたが、いわゆる力を入れて「息む」ことや、排便や排尿をする時のような力を入れる必要はありません。

また、過度に腹圧がかかり続けている状態もＮＧです。この場合は、骨盤底筋群や尿道括約筋が疲れてしまい、やはり尿もれの原因となります。そうした場合は腹圧を適正にしつつ、骨盤底筋群を鍛える必要があります。ただ尿もれの多くの原因は、出産や加齢、運動不足などで、そもそも適正な腹圧がキープできていないことにあります。ですので尿もれ対策としても、無理のない範囲で続けることをおすすめします。ただ、あまり頻繁に尿もれを起こすようであれば、一旦エクササイズを中止して、医師に相談してください。

column

腰痛は人間だけ?

よく知られているように、わたしたちは長い年月をかけて、四足歩行から二足歩行へと進化してきました。諸説はありますが、今から700~800万年ほど前には二足歩行をはじめていたという説が有力で、そう考えると我々人類の二足歩行歴もずいぶん長いわけですね。とはいえ、改めてわたしたちの体を見直すと、その進化の痕跡は随所に残っています。なかでも大きいのは二足歩行の要「腰」と「腹圧」です。

当たり前のことですが地面に対して背骨が水平な四足歩行に比べて、背骨が垂直な二足歩行の人間は重心の位置が高く、それを二本の足で支えなければならないので大変です。スピードだけで見れば、「人類最速」と呼ばれるウサイン・ボルト選手ですらネコに負けます※。

さらに大変なのが「腰」です。なにしろ重力をはじめ重い頭を含む上半身の重みが背骨にかかるほか、四足歩行の時は背骨から吊り下がっていた内臓は、二足歩行では背骨の横から固定されるので、これを受け止めるために、骨盤は次第に短くお椀型に進化しました。そして背骨と、ともすれば下がってくる内臓を正しい位置にキープするために

※ボルト選手のトップスピードは時速44.17キロだったといわれているのに対して、健康なネコは時速48キロといわれています。ちなみにヒグマは60キロだそうです。

必要なのが腹圧です。

こう書いていくと四足歩行で設計された構造を、随分無理をして二足歩行に適応させたようにも思えます。もちろん、そのおかげで脳は大きく、前足は両手となり、今日の人類の繁栄を築いたわけですので、腰痛は「進化の代償」といえるのかもしれません。

と、人類の進化でまとめるとロマンがありますが、根本的には「座りすぎ」と「運動不足」が腰痛の大きな原因といえます。本書で紹介している風船エクササイズはもちろんですが、是非、積極的に椅子から立ち上がり歩いてください。なぜならわたしたちは歩く生き物だからです。それは進化の過程で得た、他の動物に比べて長い脚、独立して動かせる呼吸システム、高い発汗能力などからもわかります。遥か昔、アフリカ大陸で生まれた我々人類の祖先は、生き残るためにずっと歩き続け、より効率良く歩けるように進化を重ねてきたのです。先程、「ボルト選手でもスピードではネコに敵わない」と書きましたが、40キロ以上の長距離を歩く能力でいえば、人間は他のどの動物に比べても優れているのです。

そう考えると、「腰痛」は歩くことを忘れた現代人に対する、体の悲鳴なのかもしれません。

風船エクササイズ

「中級編」

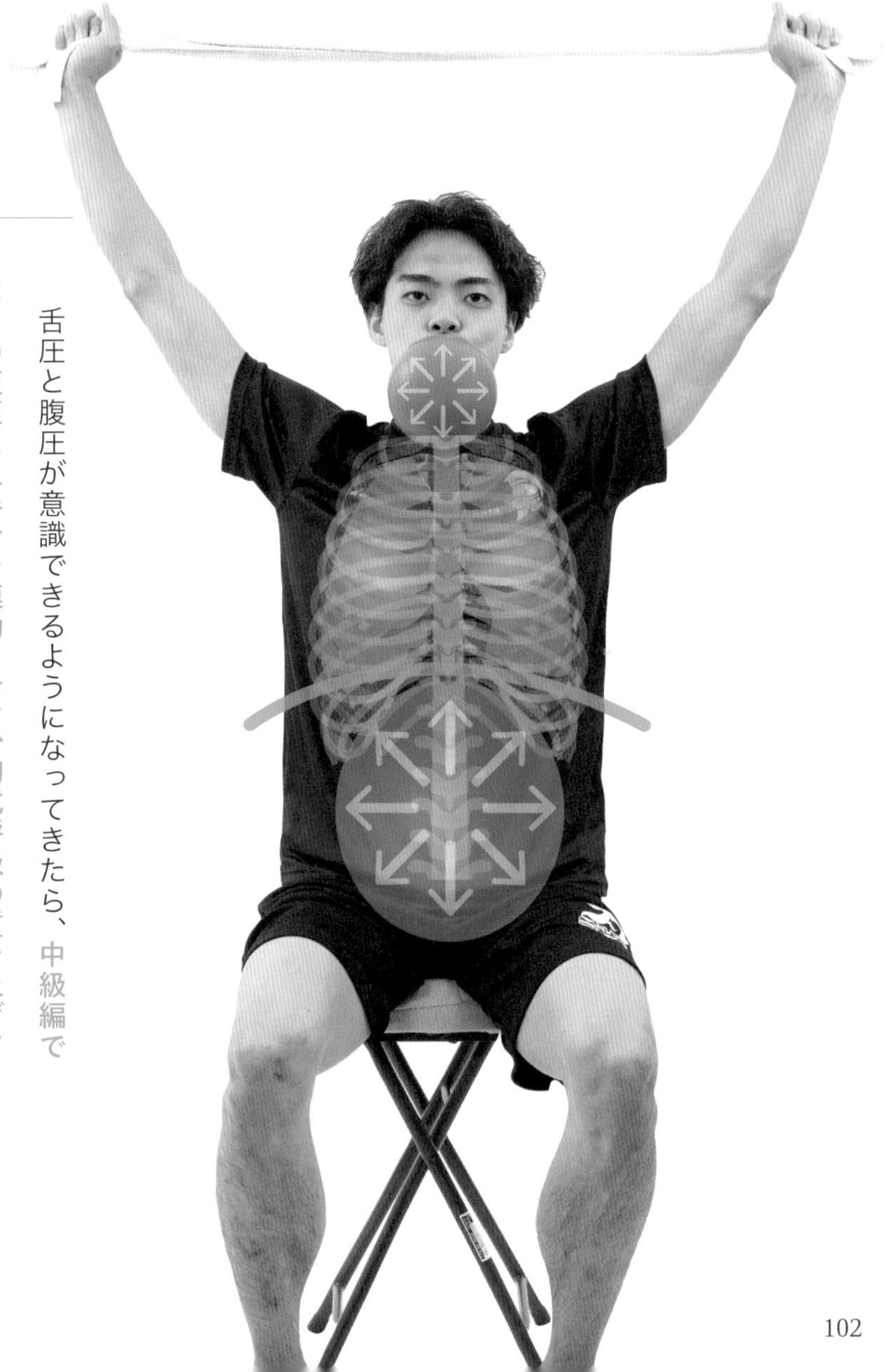

舌圧と腹圧が意識できるようになってきたら、中級編ではその腹圧に上半身を連動させて、胸式呼吸の質を上げていきます。肋間筋が働き胸式呼吸の質が上がると呼吸が楽になるほか、肋間筋と連動している肩の首の筋肉がほぐれ

るので、肩こりや首の痛みの解消につながります。

また肩や首の緊張がほぐれると、腰の緊張もゆるむので、腰痛解消に有効なエクササイズです。

ここではタオルを使った2つの方法を紹介していますが、どちらも最初は無理をせず、まずは5回を目標にはじめてください。慣れてきたら徐々に回数を増やしていきます。立って行ってもOKです。また肩まわりの筋肉を鍛えたい人は、タオルの代わりにチューブやラバーバンドを使っても良いでしょう。ただ、あまり負荷をかけすぎて肩に意識が集中して、腹圧への意識が弱くならないように注意してください。大事なのは舌圧と腹圧をキープしつつ、腹圧を変化させることで腕を動かすことです。

繰り返すうちに腹圧のコントロールで腕や体が動くのが感じられ、改めて全身の要が「腰」であるという感覚が実感できるようになるでしょう。

01

風船エクササイズ「中級編」

タオルを使ったバンザイ運動01

1　タオルを持ち、風船を膨らませて椅子に座ります。首の後ろでタオルの両端を握り左右に引っ張ります。胸がしっかり開くようにしましょう。風船を膨らませつつ、下腹に腹圧を入れます。(84頁の「RBBエクササイズ01」と同じ)

2〜3　腹圧を入れたまま、風船の空気を吸いながら、タオルを左右に引っ張った状態でゆっくりバンザイをします。胸が開き、自然に肋間筋が働いた胸式呼吸が行われます。この時に腰を反らさないように注意してください。風船から空気が入ってくることで腕が上がっていくイメージです。

4　バンザイをしたら、風船を膨らませつつ、さらに腹圧を入れながら、首の付け根までタオルを引っ張り下げます。これを数回繰り返します。

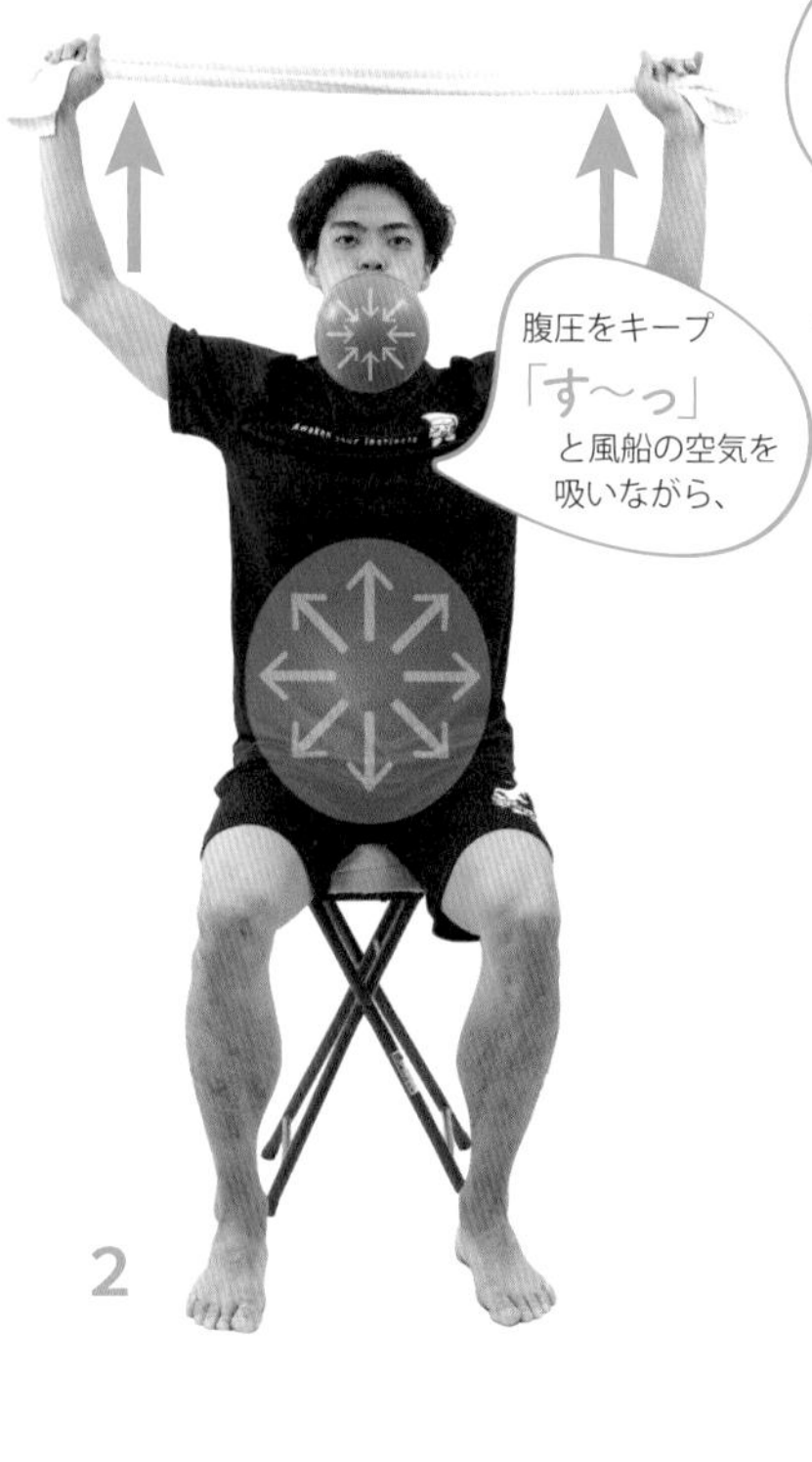
腹圧をキープ
「す〜っ」
と風船の空気を
吸いながら、

2

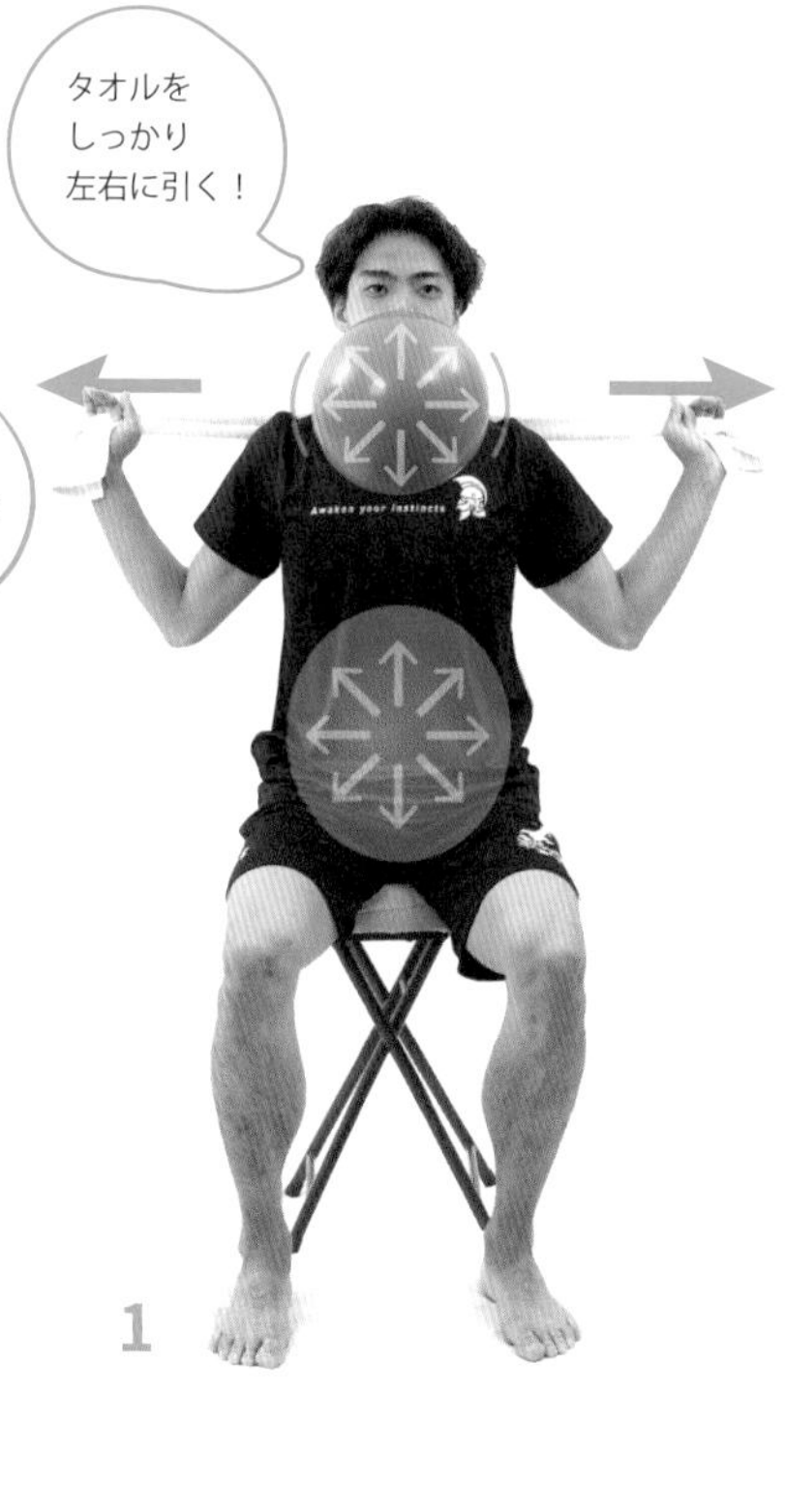

1

NG

手を上げた時に体が後ろに反らないように注意してください。

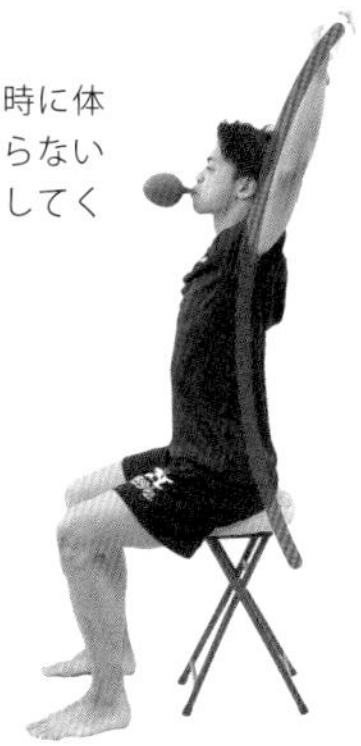

3'

2'

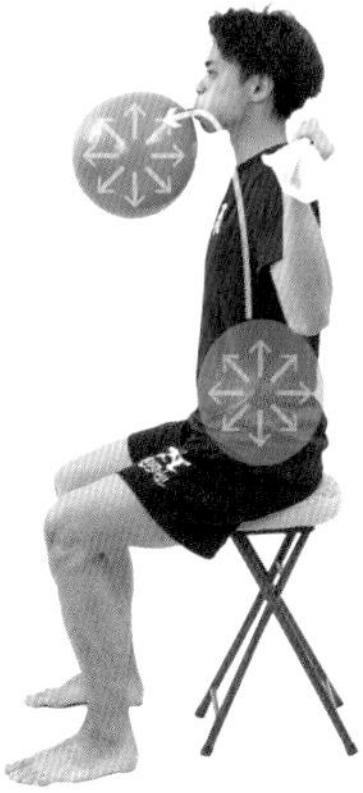

1'

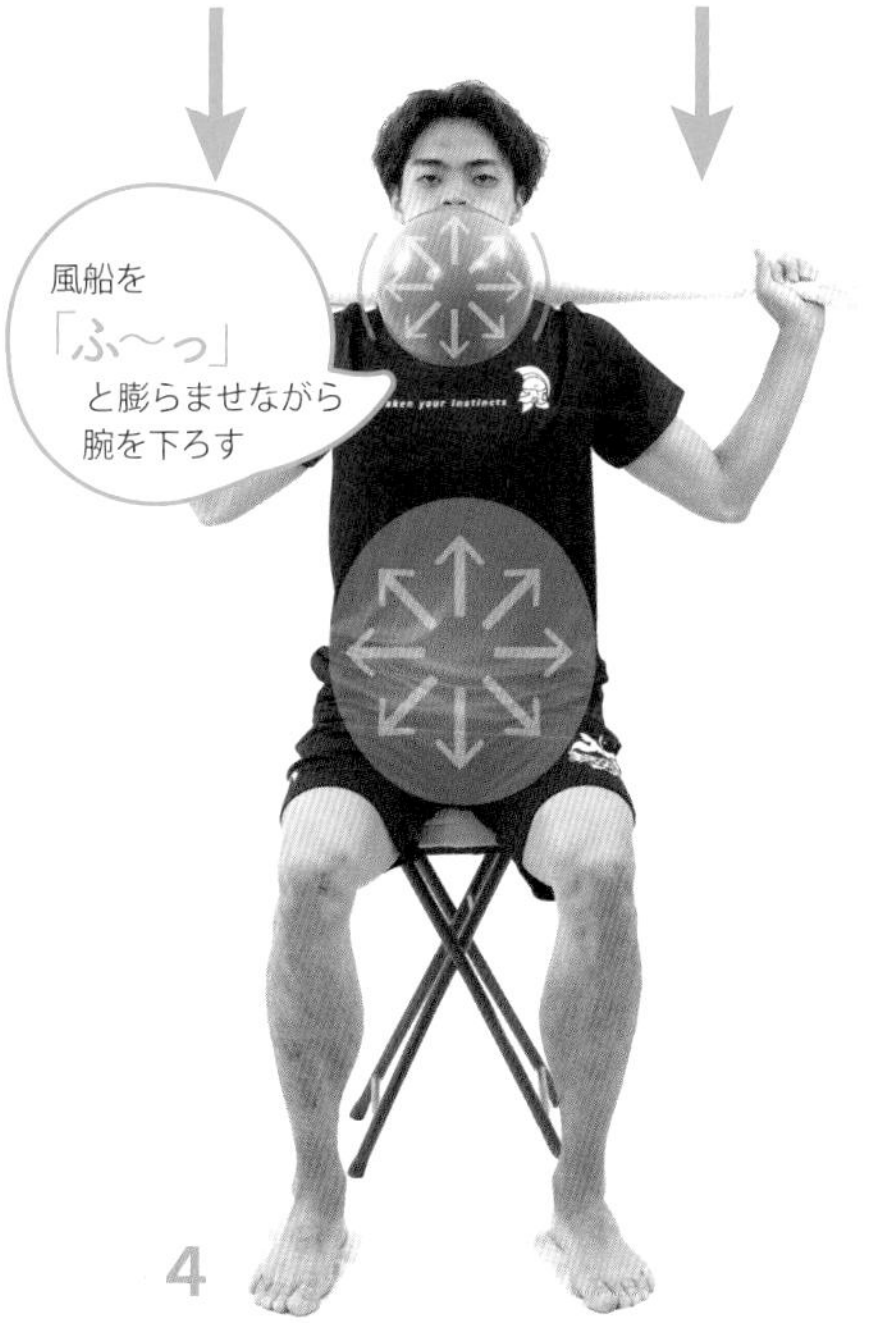
風船を
「ふ〜っ」
と膨らませながら
腕を下ろす

4

風船から
入ってくる
空気で
バンザイ！

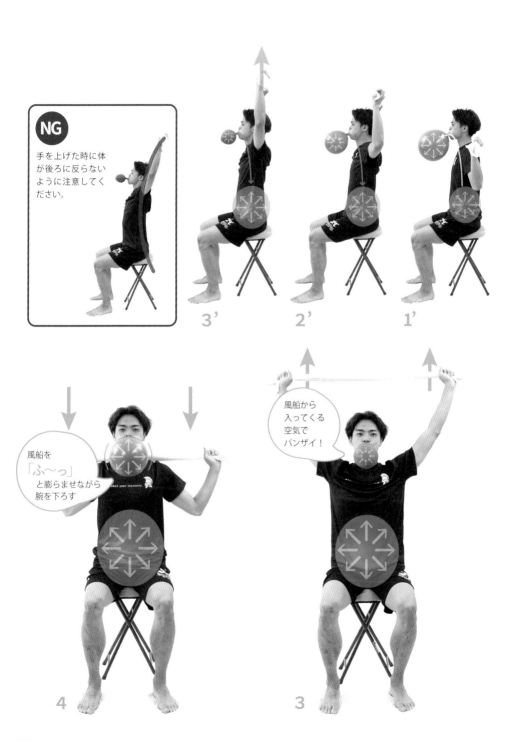

3

02

タオルを使ったベンチプレス運動

1　タオルの両端を持ち、両腕を前に伸ばして椅子に座り、風船を膨らませます。

2～3　風船のなかの空気を吸い入れて腹圧を高めつつ、横隔膜の高さでタオルを引き寄せます。胸を開き、背中にある左右の肩甲骨を背骨に寄せます。

4　風船を膨らませつつ、さらに腹圧を入れながらタオルを突き出します。

タオルを引き寄せる時も、突き出す時も腹圧をかけ続けることが重要です。動作は胸を左右に開きつつ、左右に引っ張るタオル、風船、腹圧の３つのテンションが抜けないように行います。

見た目よりもきつい運動ですので、最初は無理をせず５回を目標にはじめてください。慣れてきたら徐々に回数を増やし、息苦しくなる手前を探りながら行います。

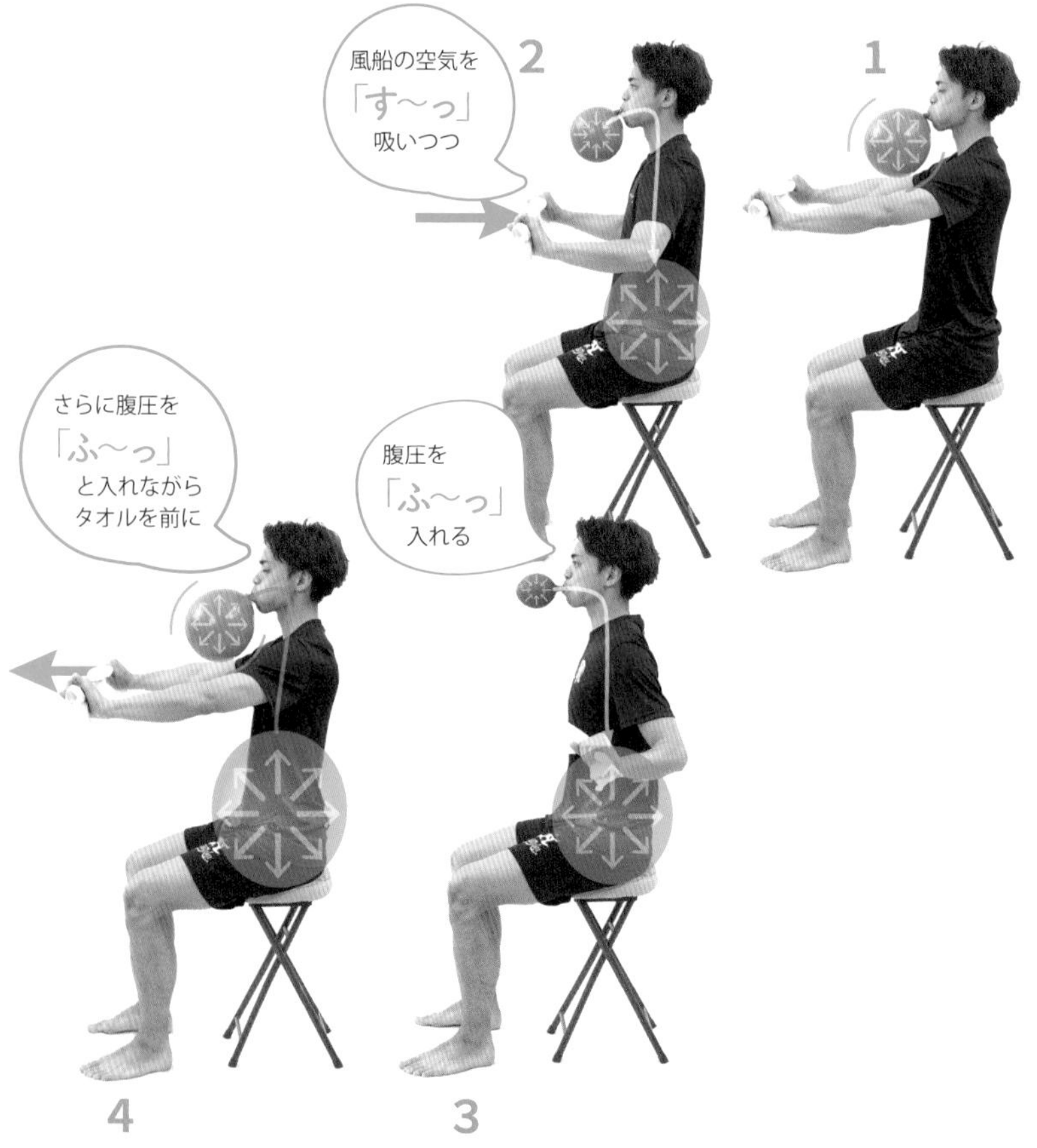
風船の空気を
「す～っ」
吸いつつ
2
1
さらに腹圧を
「ふ～っ」
と入れながら
タオルを前に
腹圧を
「ふ～っ」
入れる
4
3

風船エクササイズ「中級編」

03

タオルを使ったバンザイ運動02

1　タオルの両端を持ち、両腕を前に伸ばして、椅子に座り風船を膨らませます。

2　風船のなかの空気を吸い入れて腹圧を高めつつ、バンザイの要領で胸を開きながら腕を上げます。腹圧に連動して腕が上がるイメージです。

3～4　腕を下ろしながら風船を膨らませます。この時に、腹圧を入れて胴体が大きくなるようにします。

最初は無理をせず５回を目標にはじめてください。慣れてきたら徐々に回数を増やし、息苦しくなる手前を探りながら行います。

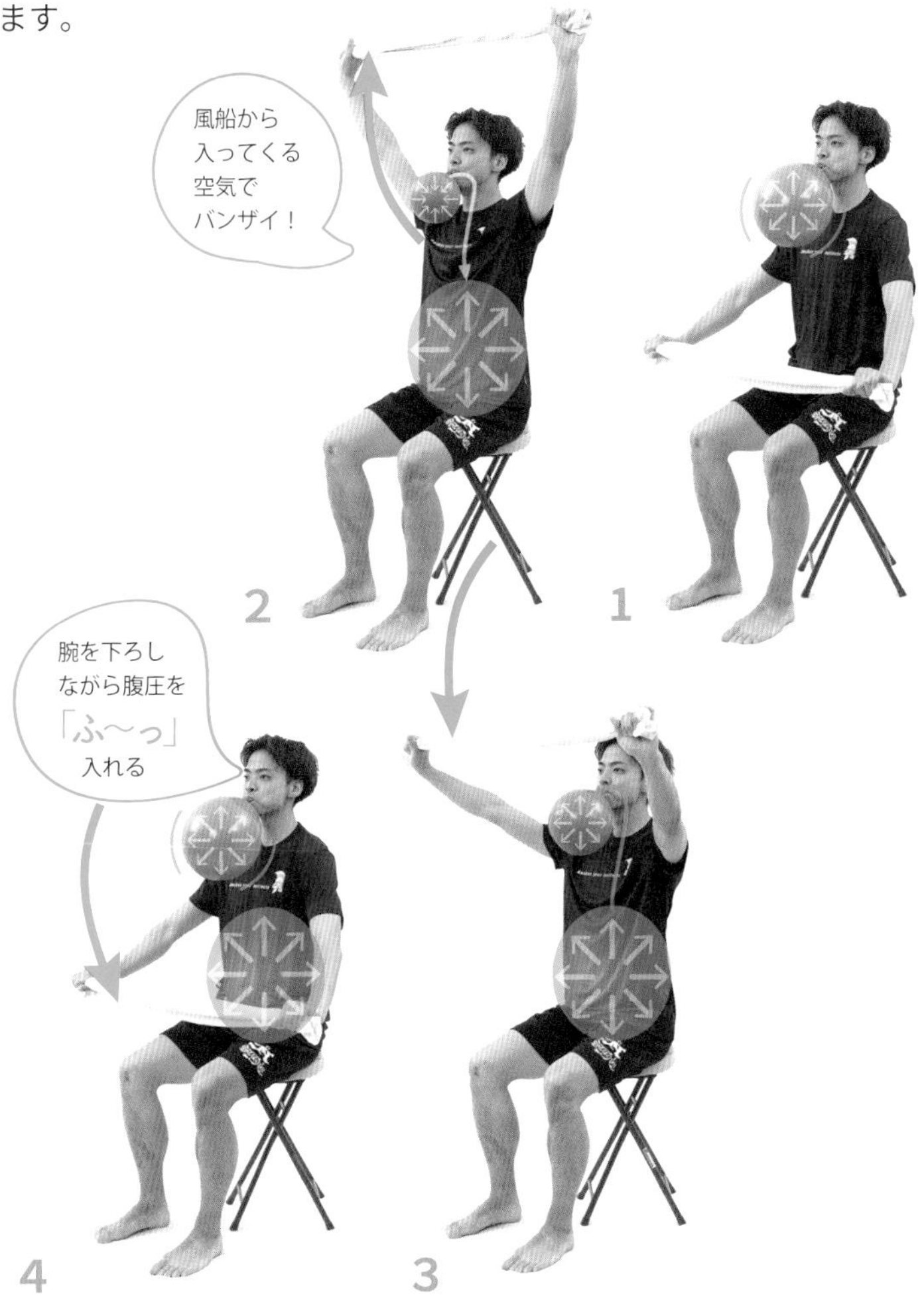
風船から
入ってくる
空気で
バンザイ！
2
1
腕を下ろし
ながら腹圧を
「ふ～っ」
入れる
4
3

column

胸式呼吸と腹式呼吸、どっちがいいの？

一般的に呼吸法といえば、胸で行う「胸式呼吸」と、お腹を使った「腹式呼吸」の2種類があると説明されます。「胸式呼吸」は肋間筋を主体にした呼吸法で交感神経が優位に働き、「腹式呼吸」は横隔膜が主体的に動き、副交感神経が優位に働くといわれています。

時々、生徒さんから「胸式呼吸と腹式呼吸のどちらが大事なんですか？」と聞かれることがありますが、結論からいえば「どちらも大事です」。その上であえていうのなら、腹式呼吸をベースに胸式呼吸があるのが理想的ではないかと思っています。理由は、ここまで書いてきたように腹式呼吸で横隔膜がしっかり動くことで内臓を含む体幹が安定し、メンタルも整うからです。その上で胸式呼吸ができれば、上半身の動きがスムーズになり、必要に応じてメンタルをアクティブにすることもできるからです。

避けるべきなのは、いわゆる「ポカン口」を含めた「口呼吸」※です。ほとんどの場合、口呼吸では息が浅くなり、横隔膜の動きが不足します。また鼻というフィルターを通さずに空気を取り込むため、免疫力が下がり、風邪やアトピーなどになりやすくなるほか、ドライマウスや歯周病などの原因になると考えられています。

※口から息を吸って鼻から吐いても、鼻から息を吸って口から吐いても、口呼吸と呼ばれます。また専門的には「こうこきゅう」と呼ぶのですが、現場では「くちこきゅう」と呼ぶのが一般的です。

胸式呼吸と腹式呼吸

意外に知られていないのですが、肺そのものには動く仕組みはなく、肺が入っている胸郭（きょうかく）の容積が変化することで、伸ばされたり、縮んだりしています。その方法が「胸式呼吸」と「腹式呼吸」と呼ばれるものです。どちらか一方ではなく、両方が働くことで呼吸しています。

胸式呼吸

胸式呼吸は、肋骨の間の筋肉（外肋間筋）が動くことで行われます。外肋間筋が収縮すると、肋骨が持ち上がり胸郭が拡大して、空気が肺に取り込まれます[吸気]。逆に外肋間筋がゆるむと、胸郭が縮小して、息が吐き出されます[呼気]。

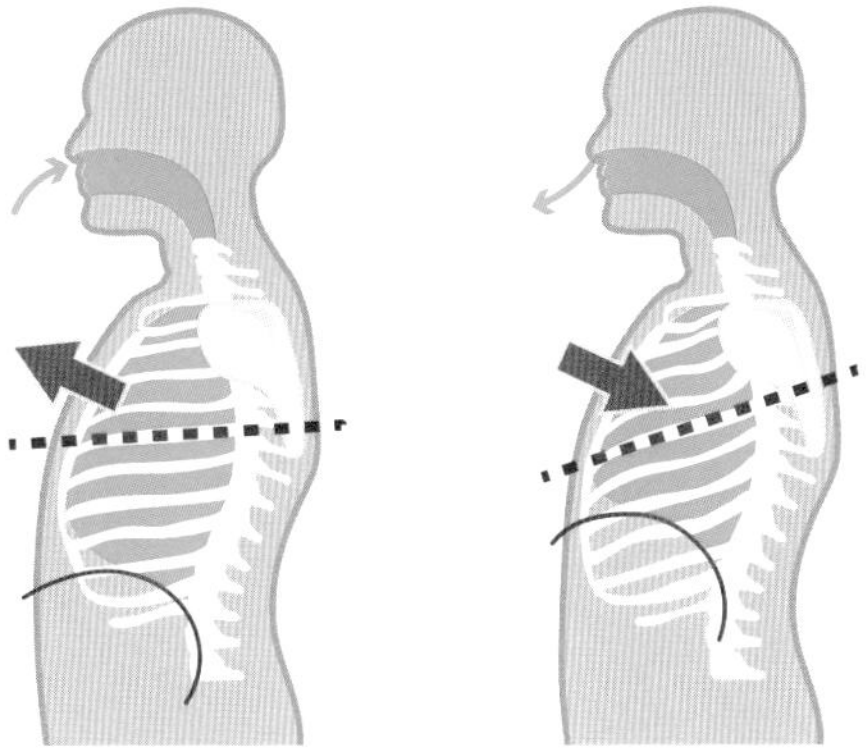

腹式呼吸

腹式呼吸は、胸郭と腹腔の間にある横隔膜が動くことで行われます。横隔膜が収縮すると胸郭が拡大して、空気が肺に取り込まれます[吸気]。逆に横隔膜がゆるむと、胸郭が縮小して、息が吐き出されます[呼気]。

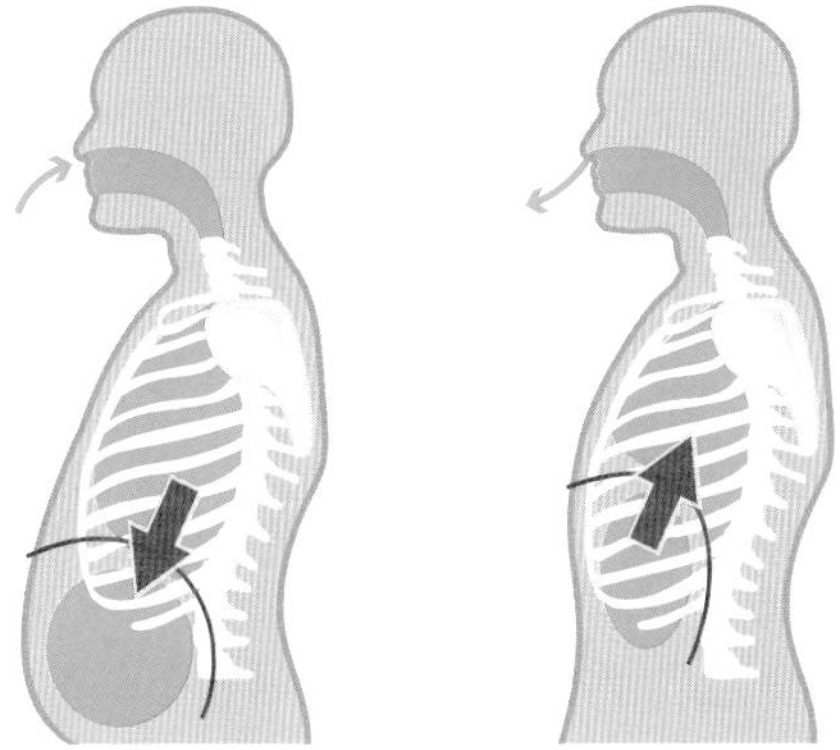

風船エクササイズ

「上級編」

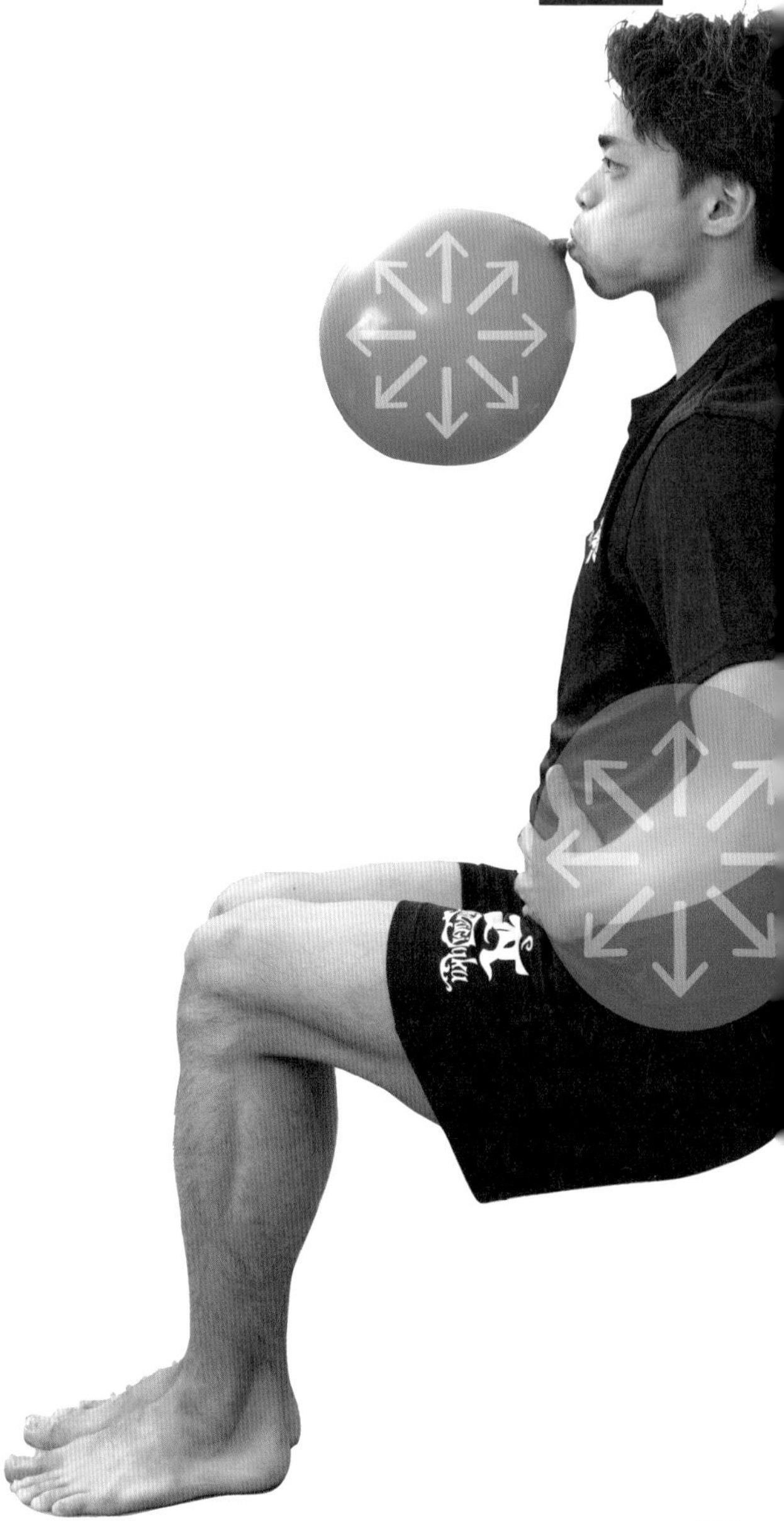

ここからは、筋トレや体幹トレーニングなどで鍛えた筋肉を、より効率良く使えるようにするためのメニューとなります。筋肉を鍛えて強くすることはどんなスポーツでも大事なことですが、適切にコントロールができなければ「馬鹿力」になってしまいます。

大事なことは鍛えた筋肉を上手にコントロールして使うことです。そのためには自律神経が整い、腹圧が体幹を支え、腰が体全体の要として機能することが大事です。

ここからはかなり強度の高い運動も含まれますので、初級編と中級編がある程度できるようになってからはじめてください。腰痛の軽減や予防が目的であれば、初級編だけで十分な内容です。

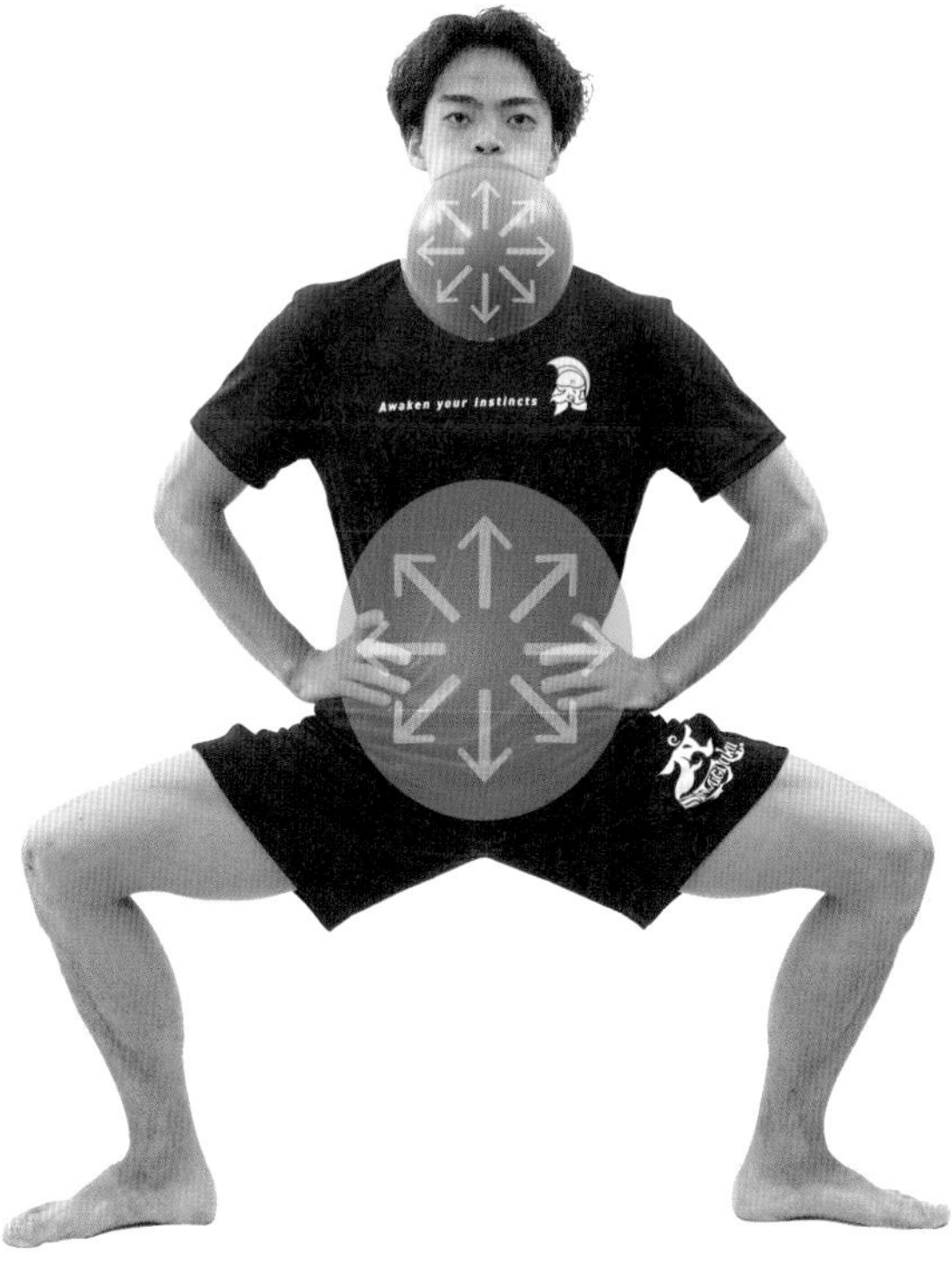

01 レッグレイズ

1　風船を膨らませた状態で仰向けになります。
2　両膝を伸ばしたまま足を床から20～40センチほど上げます。膝を伸ばす時に、膝裏と太ももの裏をストレッチするイメージで行うと良いでしょう。そのまま風船のなかの空気を吸い入れて、下腹に腹圧を入れます。
3　風船に息を吹き込みつつ、さらに腹圧を入れます。2～3を数回繰り返します。最初は5回ぐらいを目標にして、徐々に回数を増やしていきましょう。
4　終了する時は足を下ろし、ゆっくりした鼻呼吸で呼吸を整えてから終えます。

寝て行うエクササイズですが、舌で頭を支えるのは同じです。このエクササイズはギリギリまで我慢するのではなく、自分にとって適量の呼吸ができる範囲を探りながら行うことが大事です。そうすることで、競技などで苦しい局面でも慌てずに対処できるメンタルトレーニングにもなります。

このエクササイズは頑張りすぎると腰を痛めることもありますので、注意してください。特に反り腰が強い人は無理せず、他のエクササイズを選んでください。

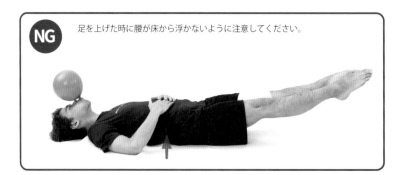

NG　足を上げた時に腰が床から浮かないように注意してください。

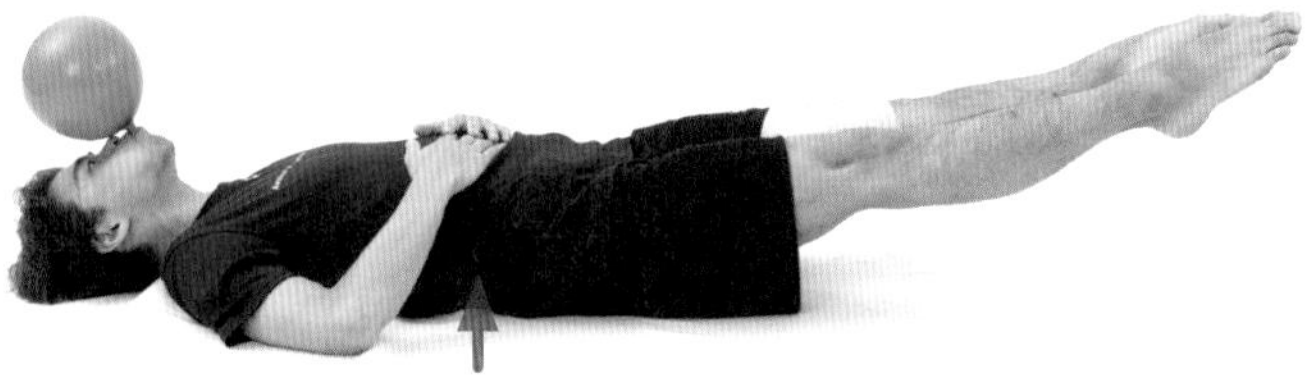

1

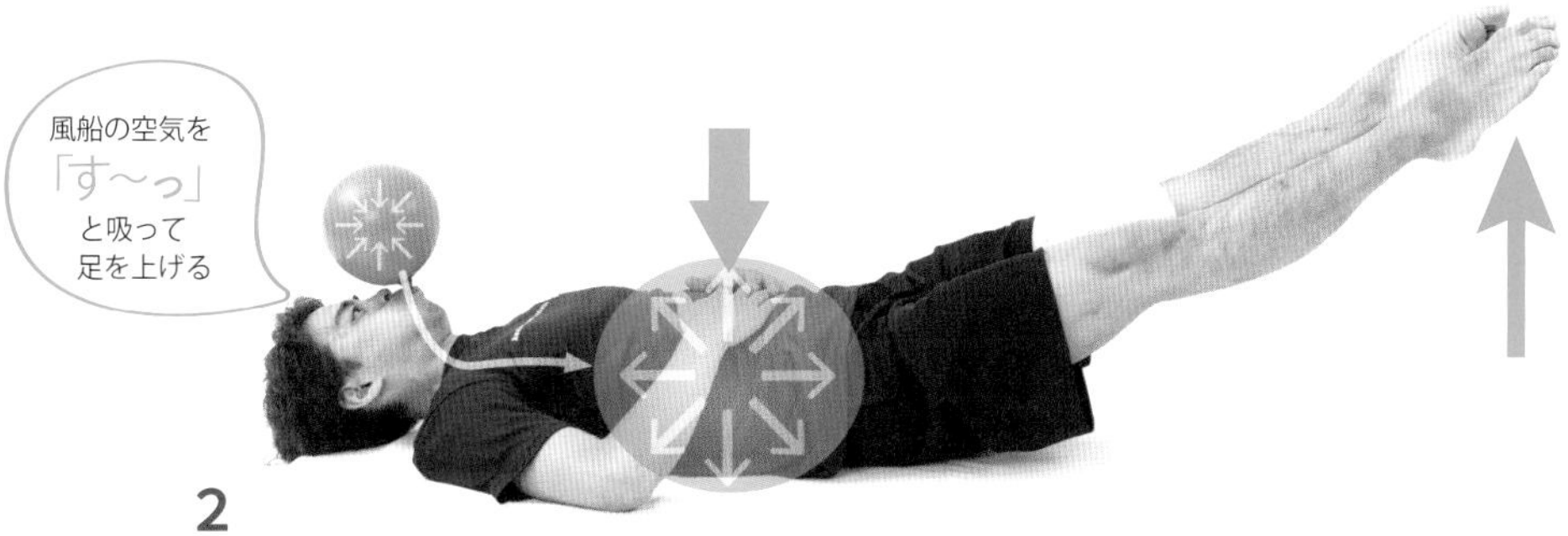
風船の空気を
「す〜っ」
と吸って
足を上げる

2

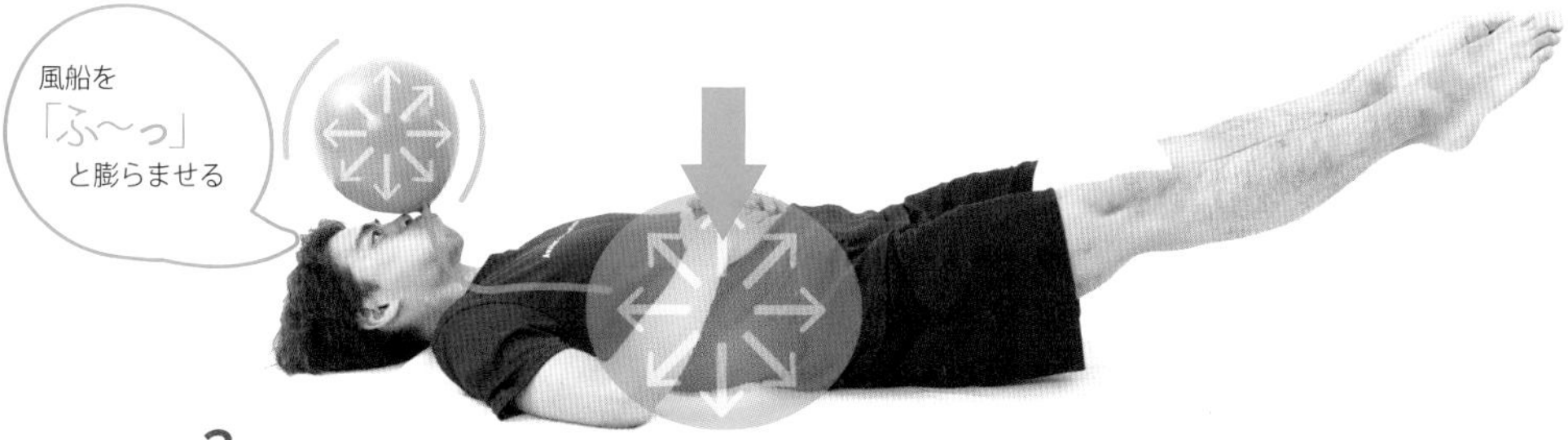
風船を
「ふ〜っ」
と膨らませる

3

足を下ろして
ゆっくり
鼻呼吸で終了

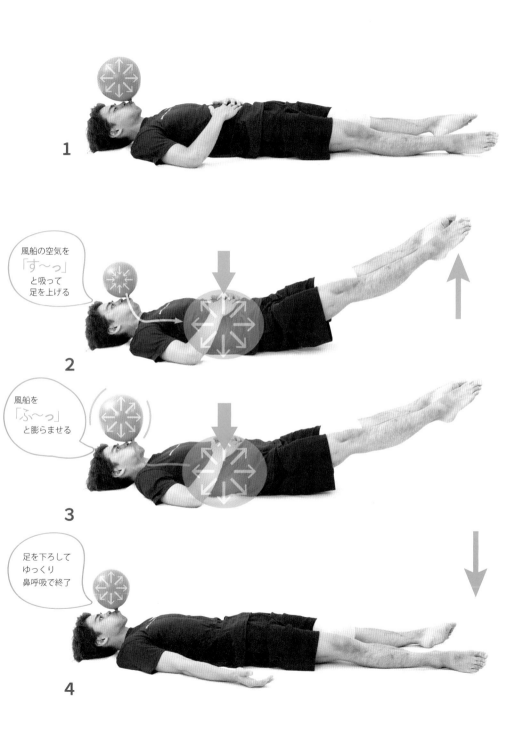

4

02

壁を使ったエクササイズ

風船エクササイズ「上級編」

1　風船をくわえ、膝、股関節を90度にして、壁に腰から後頭部をつけます。そのままの姿勢で、鼻から息を吸い込み胴体を膨らませます。
2　風船を膨らませます。
3　風船のなかの空気を吸い入れながら、下腹に腹圧を入れ、
4　風船を膨らませる時に腹圧を入れ、さらに胴体を膨らませます。3～4を数回繰り返します。最初は5回ぐらいを目標にして、徐々に回数を増やしていきましょう。終了する時は立ち上がらず、そのまま腹圧を抜かずに、一度尻もちをつくように床に座り、そのまま鼻呼吸で呼吸を整えてから終えてください。

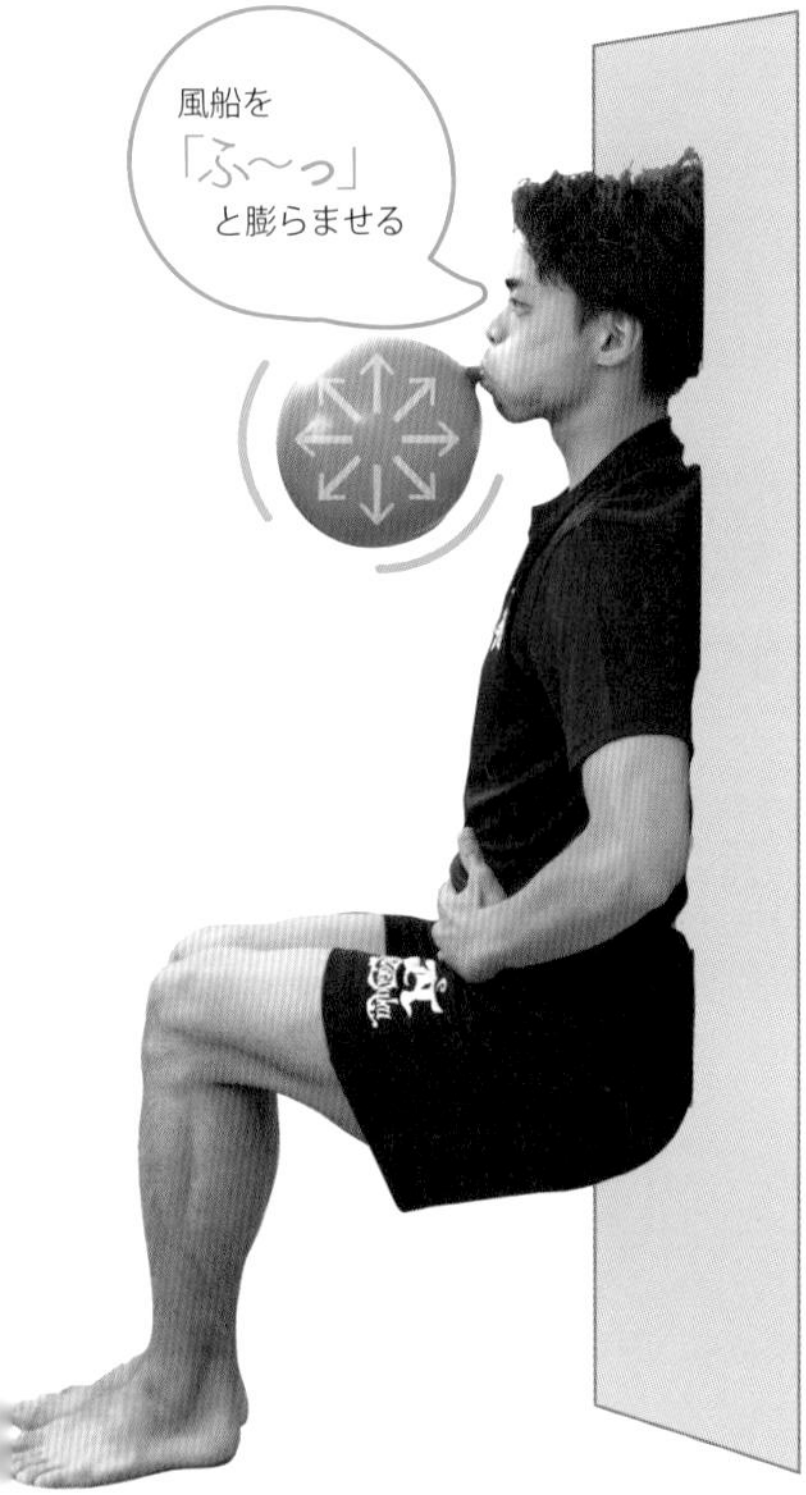

風船を
「ふ～っ」
と膨らませる

2

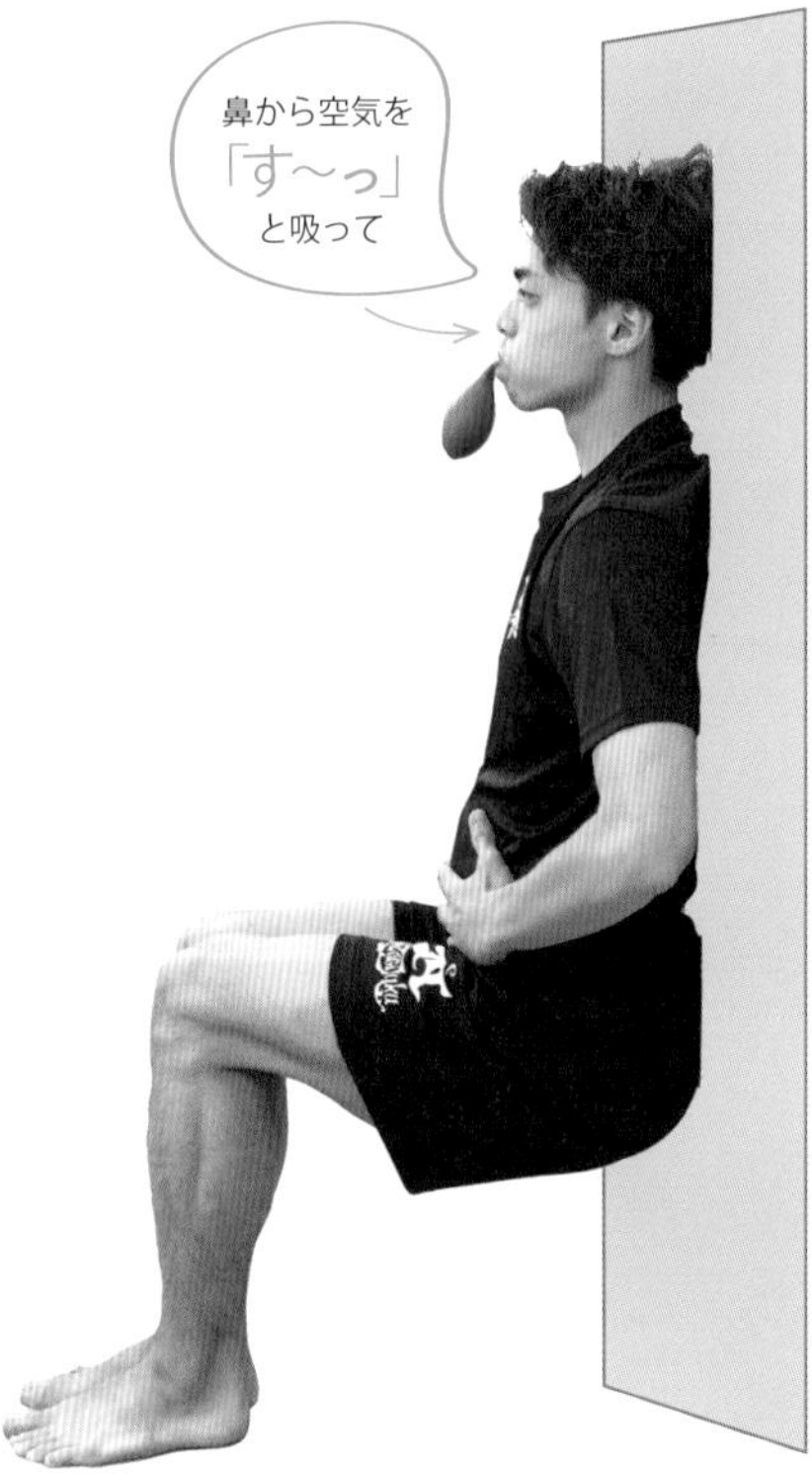

鼻から空気を
「す～っ」
と吸って

1

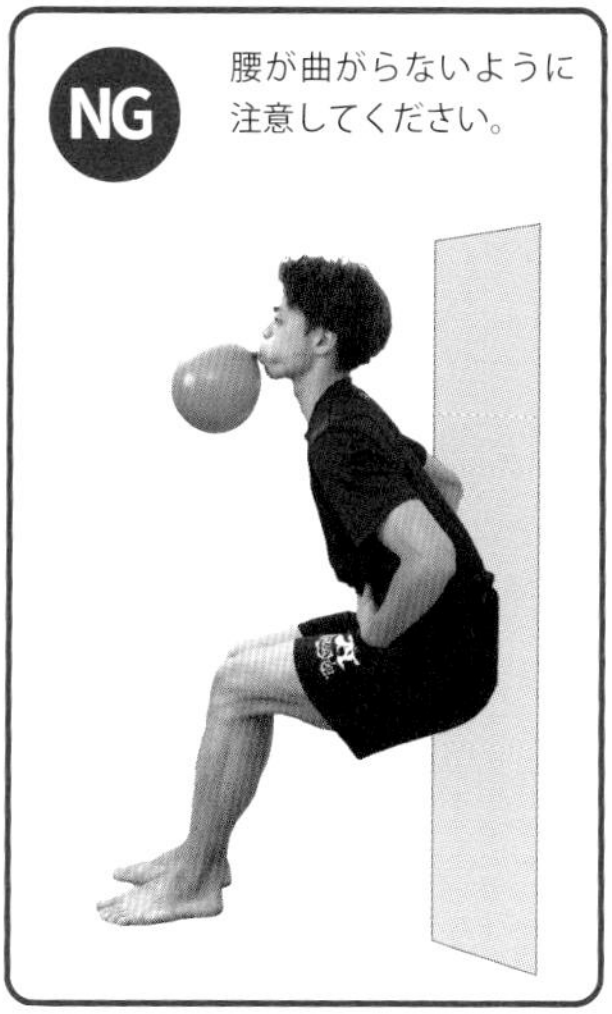
NG
腰が曲がらないように
注意してください。

このエクササイズは、インターナルコアマッスルはもちろん、ハムストリングス、大殿筋、広背筋などのアウターマッスルと腹圧の協調性を養います。繰り返すうちに、腹圧で動くことが実感として体で感じられるようになります。

慣れないうちは太ももの前側（大腿四頭筋）がきついと思います。腹圧がしっかりかかってくると段々楽になってくるので、焦らず続けてください。

レッグレイズと同じく、無理に頑張る必要はありません。自分の呼吸を確かめながら、底力を養うイメージでトライしてください。

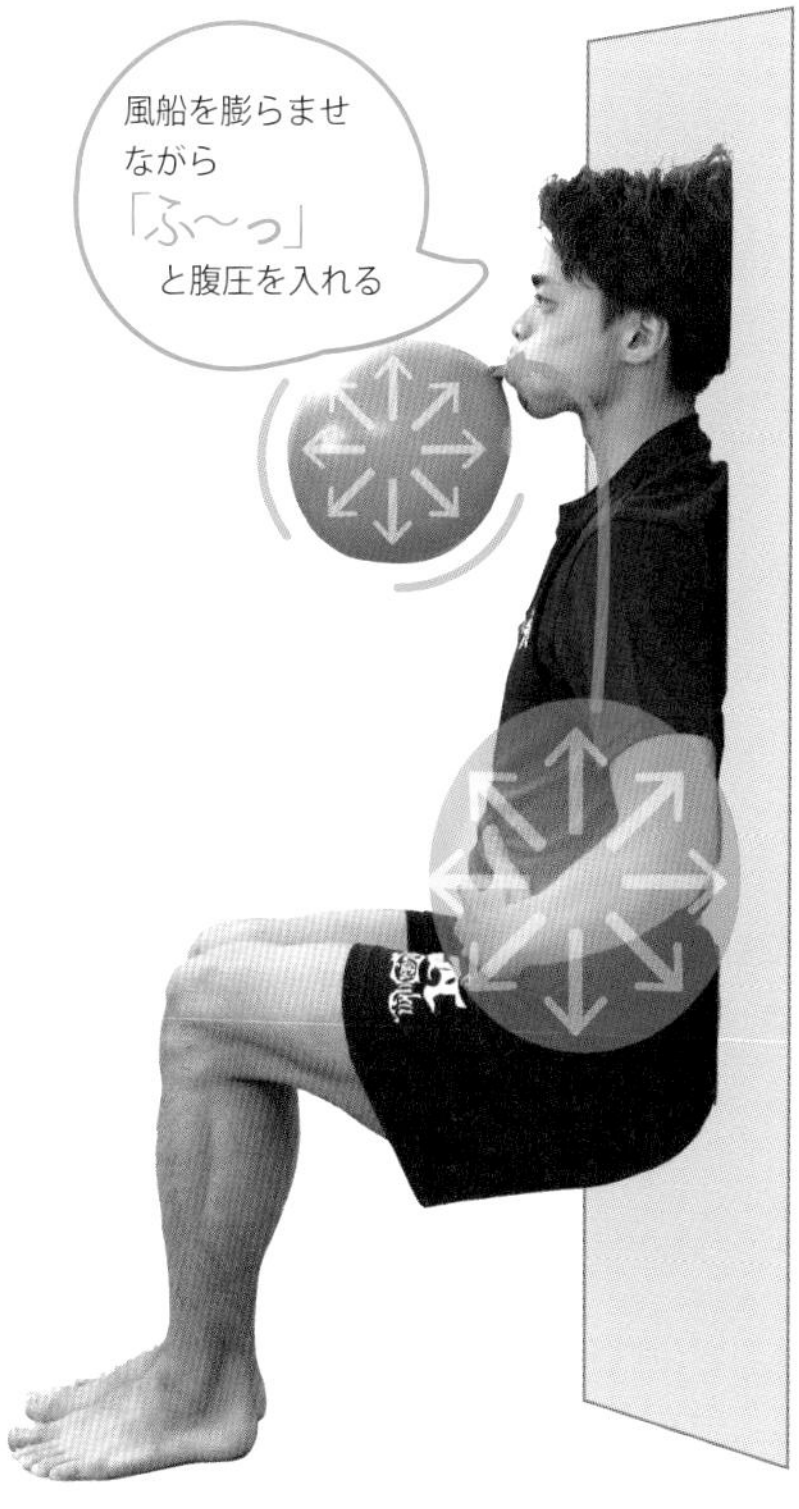
風船を膨らませ
ながら
「ふ〜っ」
と腹圧を入れる

4

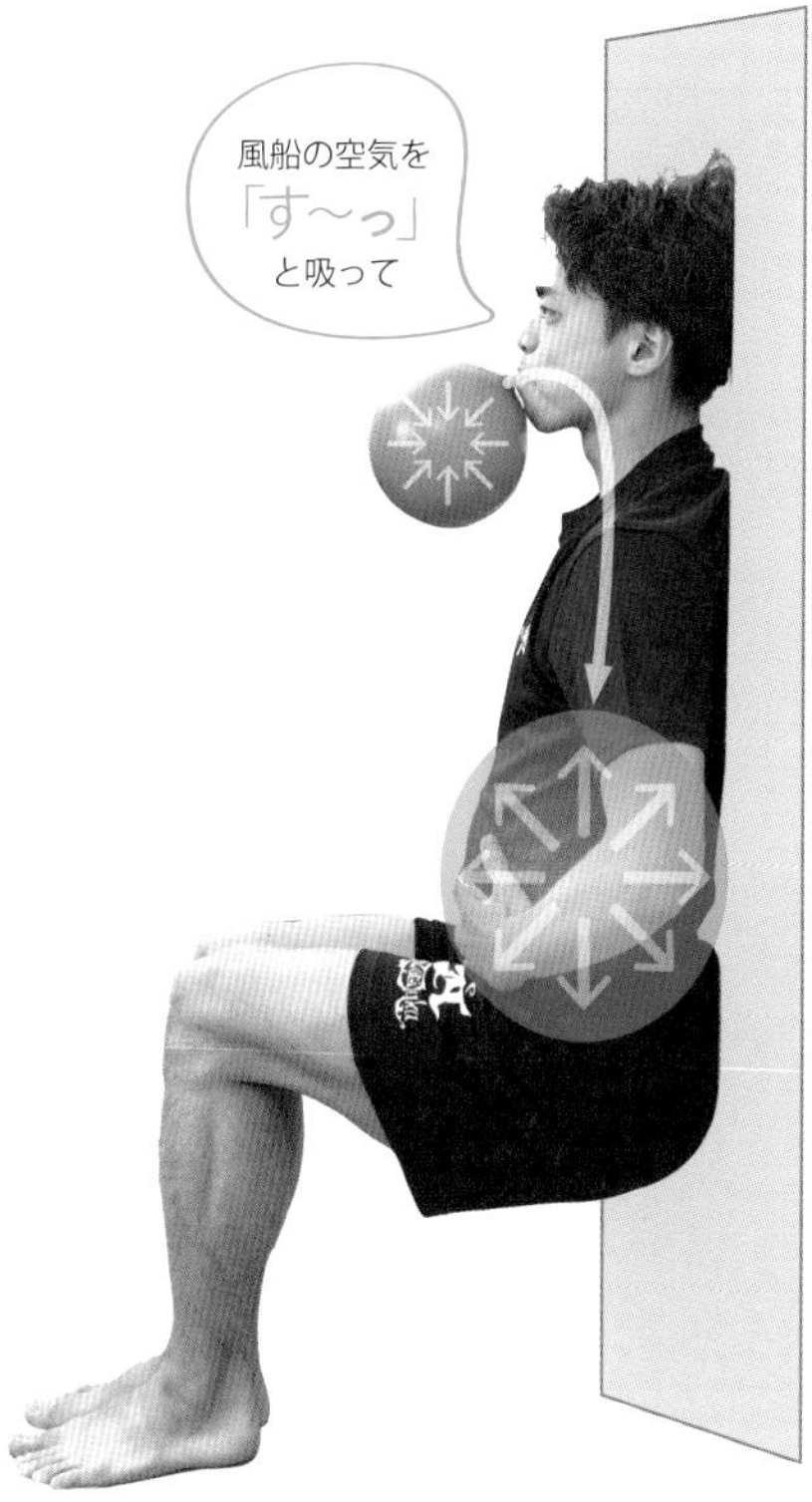
風船の空気を
「す〜っ」
と吸って

3

風船エクササイズ「上級編」

03

四股立ち

1　風船を膨らませた状態で、つま先と膝頭をできるだけ真横に向け（ターンアウト）ます。できない場合は、つま先と膝の方向が一致している角度でOKです。必ず膝がつま先よりも内側に向かないように注意してください。

2　風船のなかの空気を吸い、腹圧を入れながら腰を落としていきます。

3　できるだけ腰を落とした姿勢で呼吸を続けます。風船のなかの空気を吸い入れつつ下腹に腹圧を入れ、風船を膨らませながら、さらに胴体を膨らませます。最初は5回ぐらいを目標にして、徐々に回数を増やしていきます。終了する時は1の姿勢に戻り、どちらかの足を引き寄せ、鼻呼吸で呼吸を整えてから終えてください。

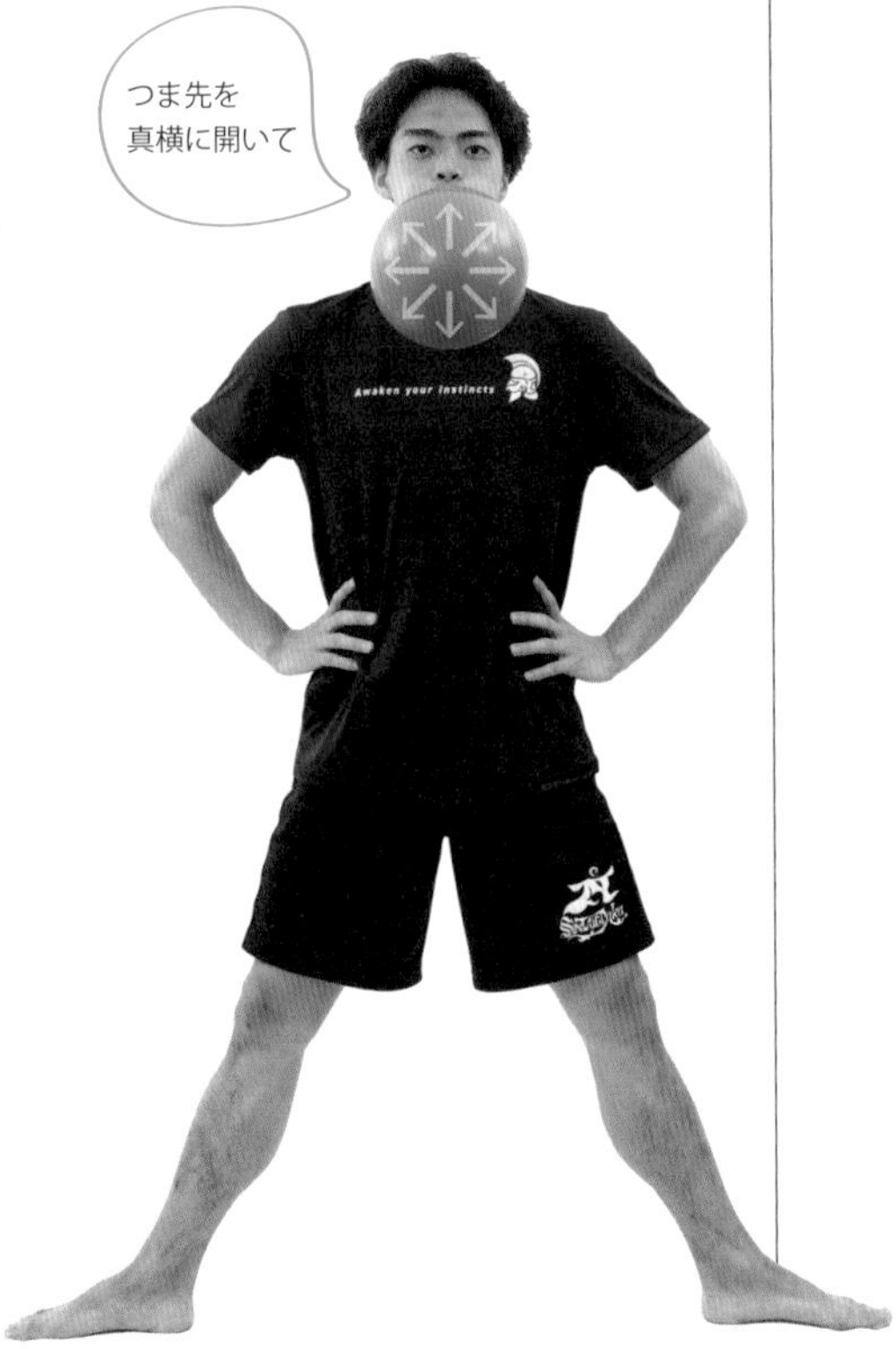
つま先を
真横に開いて

1

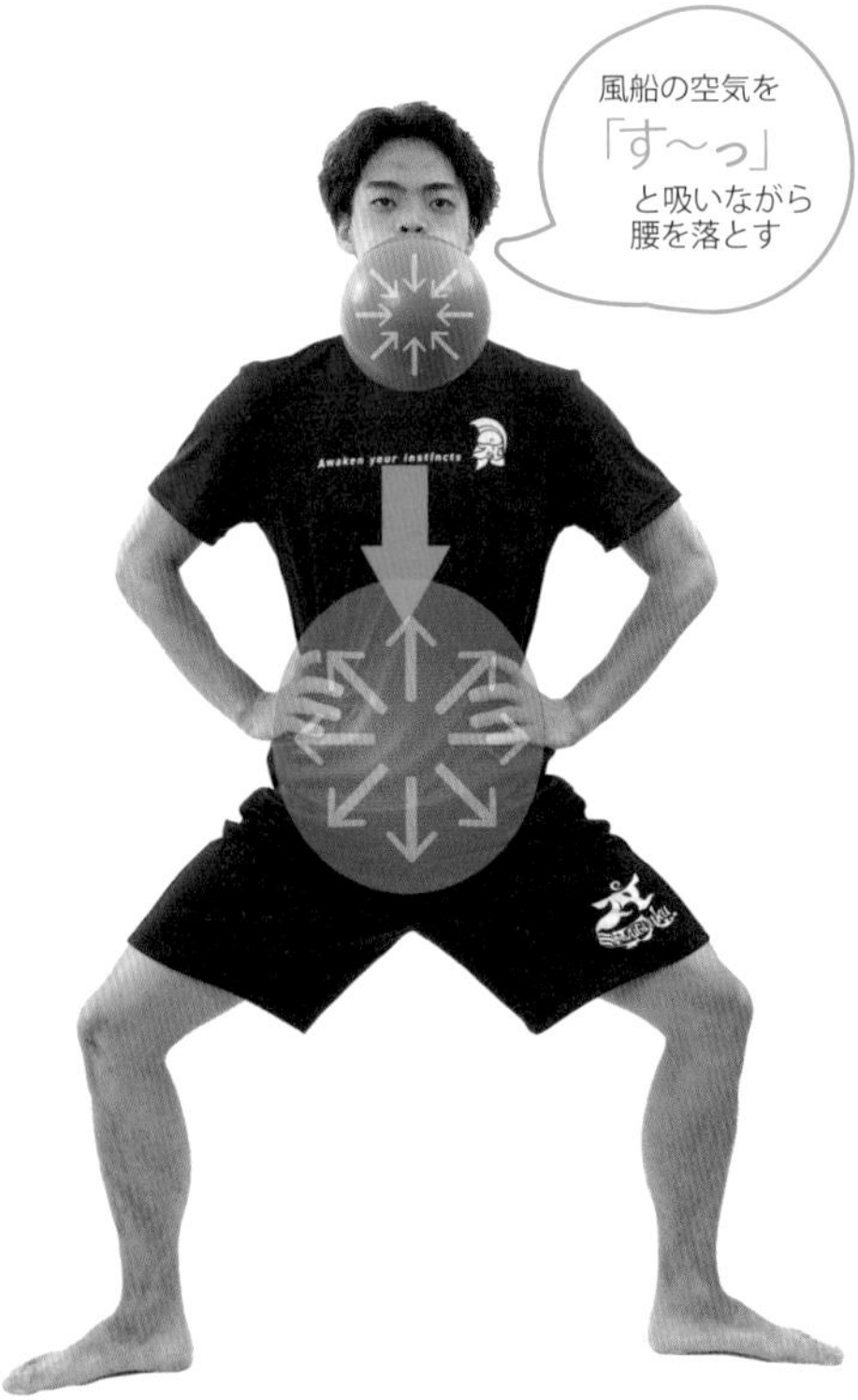
風船の空気を
「す〜っ」
と吸いながら
腰を落とす

2

これは腸腰筋と横隔膜の協調性が非常に強く求められるエクササイズです。無理をせず自分のレベルに合わせて足を開く角度や腰を落とす高さを調節して行ってください。

また膝を曲げる時は、ただ曲げるのではなく、膝を外側から誰かに引っ張られるような感覚で行うことが大事です。股関節を開く（ターンアウト）この四股立ちでのエクササイズは、あらゆるスポーツでの怪我の予防と、足腰の強化に役立ちます。

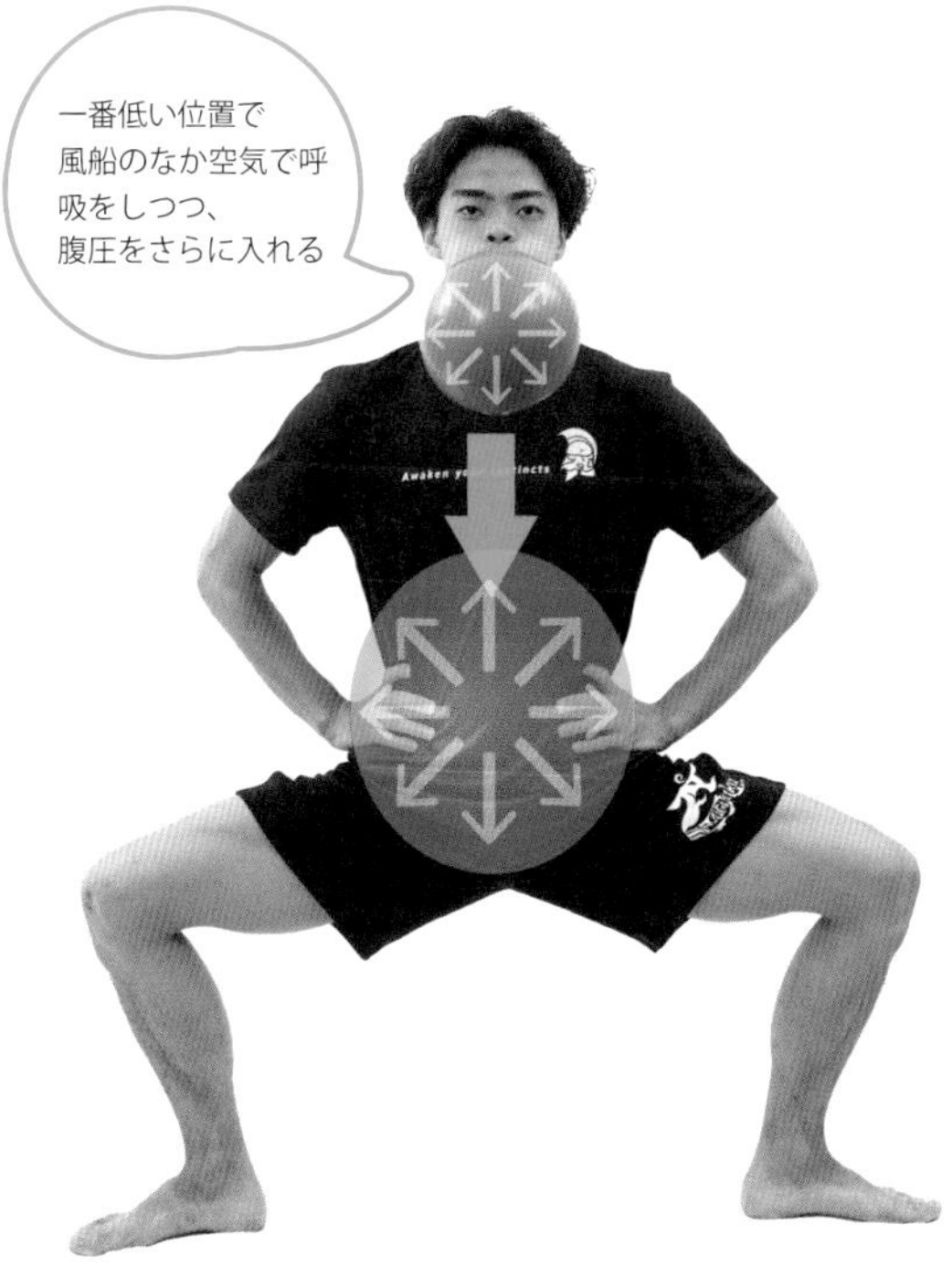
一番低い位置で
風船のなか空気で呼
吸をしつつ、
腹圧をさらに入れる

3

04 対角線手足伸ばし

風船エクササイズ「上級編」

1　風船をくわえて四つん這いになります。その姿勢で風船を膨らませます。
2　右手を前方に、左足を後方に対角線に伸ばします。この時に意識するのは、手足ではなく、胴体がしっかり膨らみ、腹圧が入るようにすることです。
3　風船のなかの空気を吸い入れ、腹圧を入れます。
4　風船に空気を吹き入れつつ、腹圧を入れて胴回りを太くします。2～3回呼吸をしたら、
5　左右を逆にして同じことを行います。
6　終了する時は四つん這いの姿勢で腹圧を入れたまま、鼻呼吸で呼吸を整えてから終えてください。

このエクササイズのポイントは、腰を反らせすぎず、背中を丸めないことです。

四つん這いの姿勢は、腹圧のかかり方が、座った姿勢や立った姿勢とは異なるので、最初は無理をせずはじめてください。慣れてくると上半身と下半身のつながりと連動性がより強く感じられるでしょう。

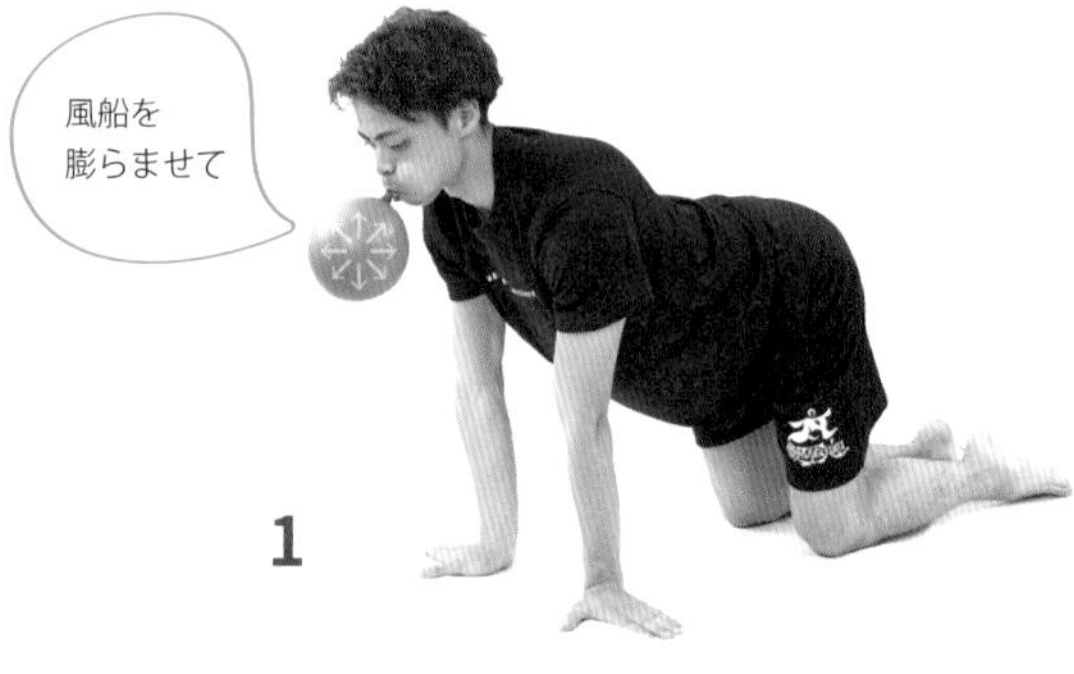

1

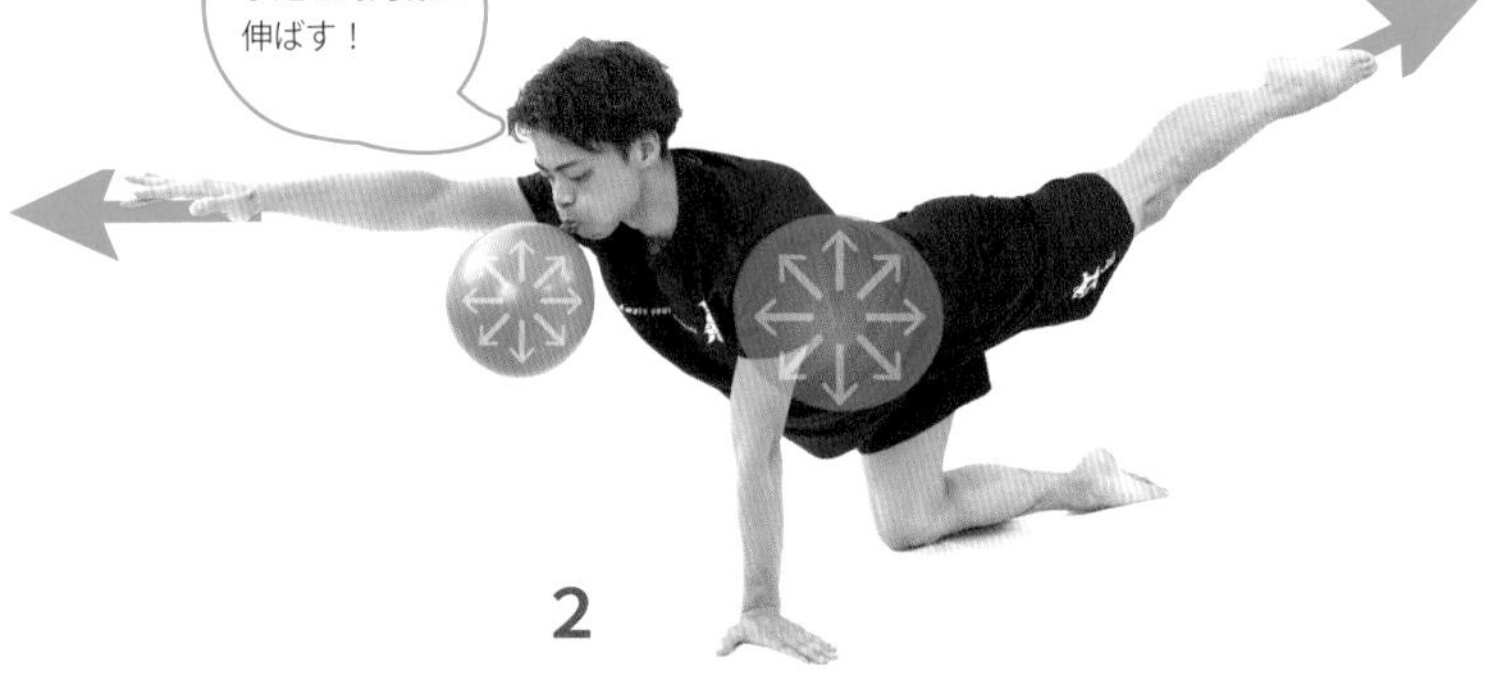

2

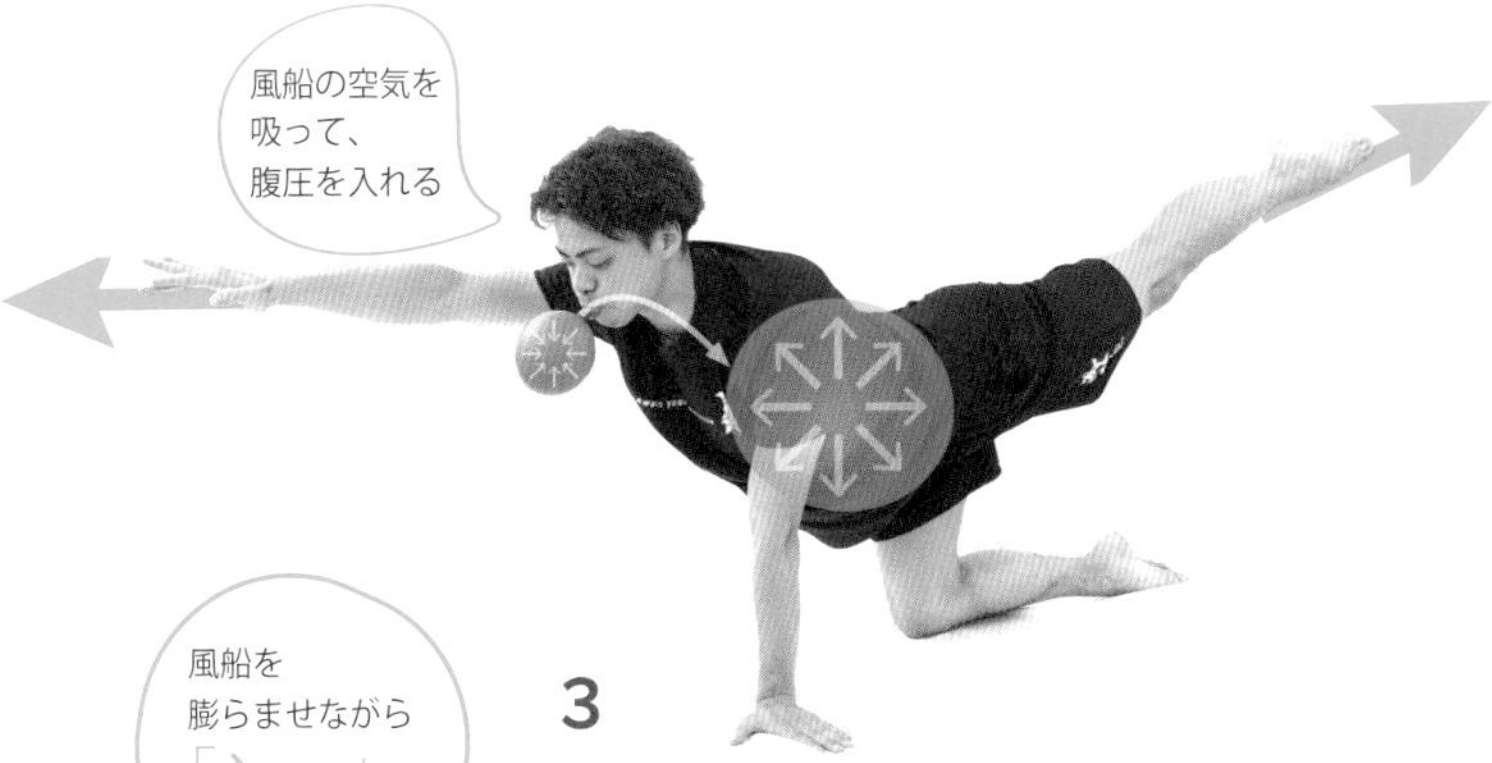
風船の空気を
吸って、
腹圧を入れる

3

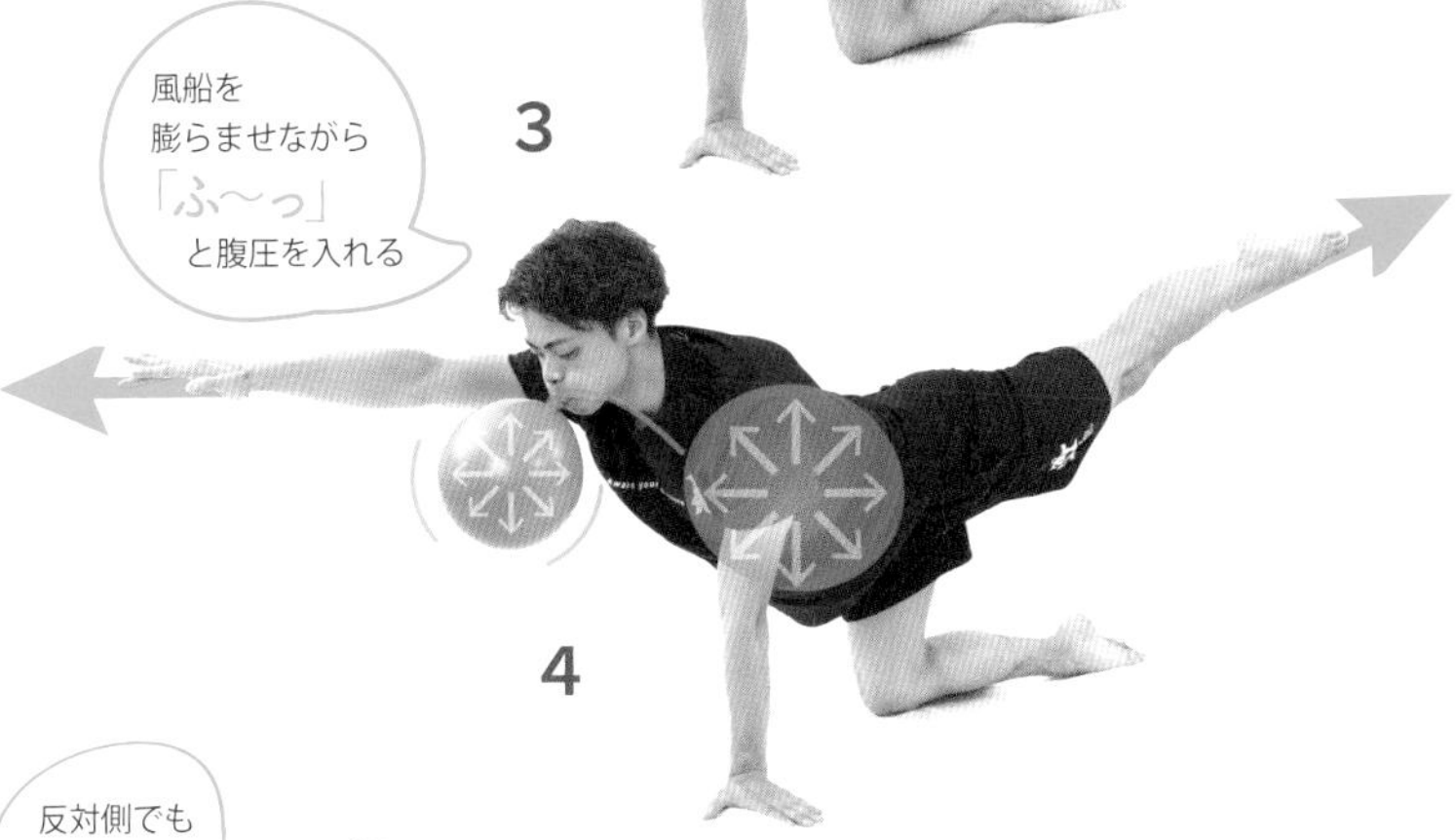
風船を
膨らませながら
「ふ〜っ」
と腹圧を入れる

4

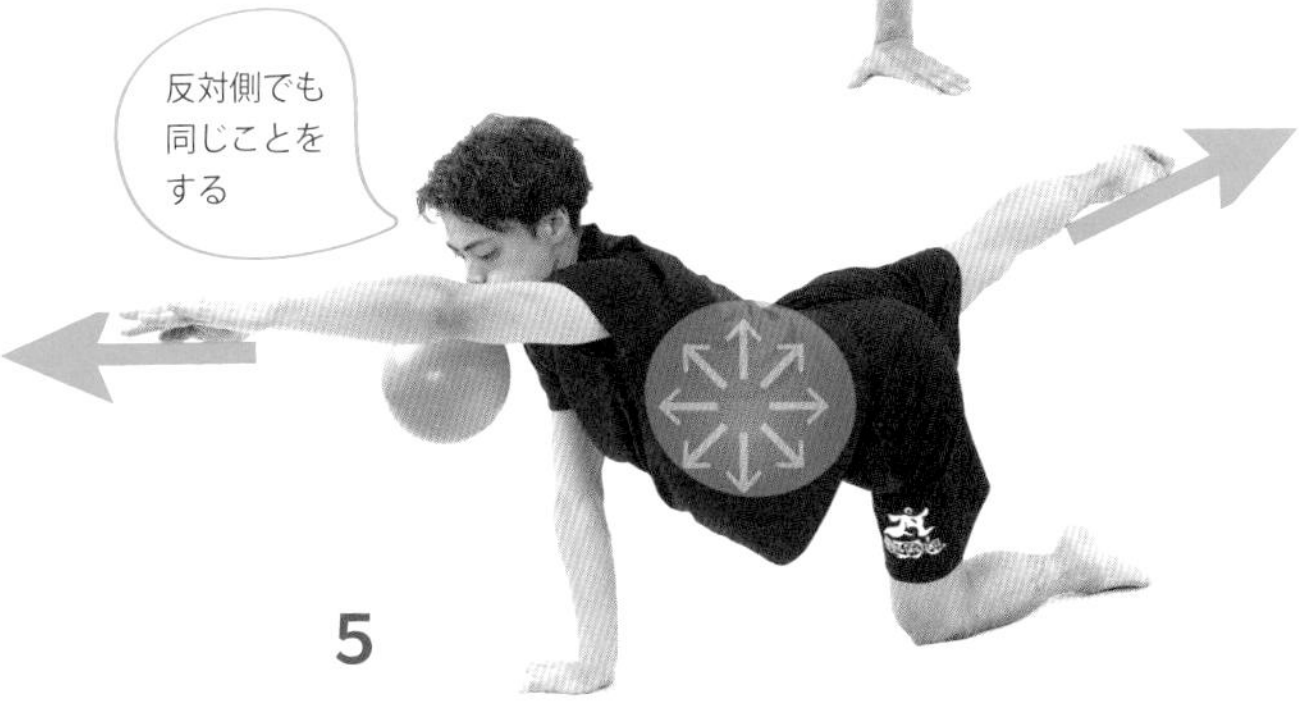
反対側でも
同じことを
する

5

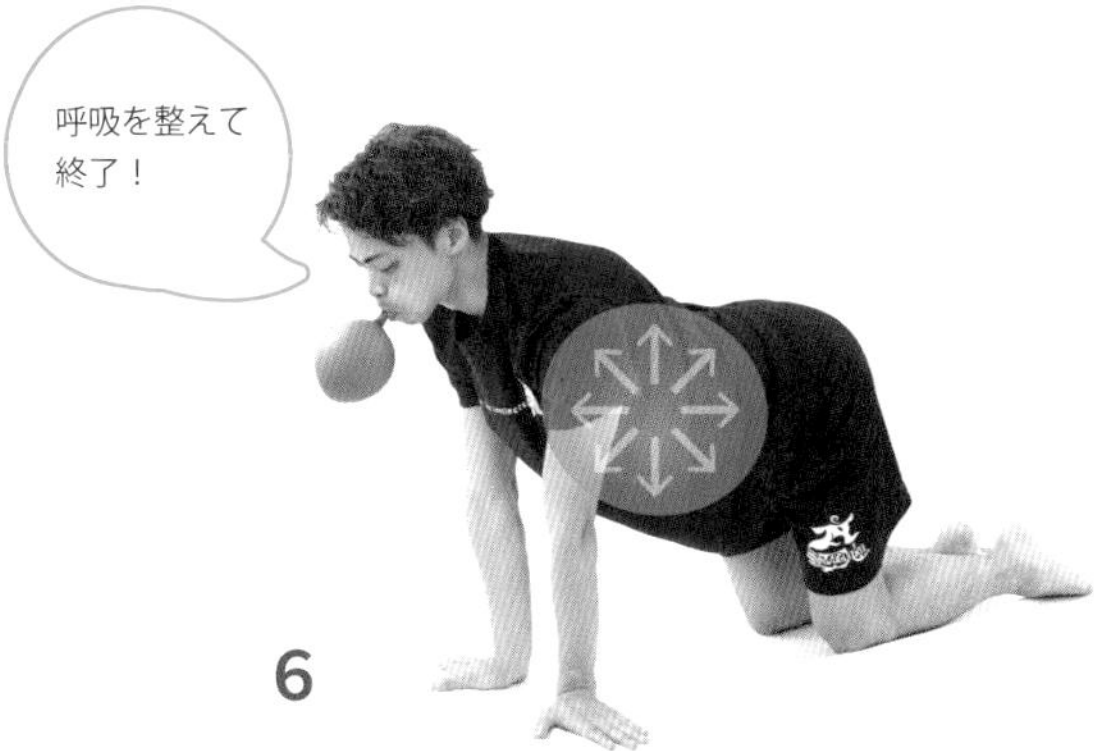
呼吸を整えて
終了！

6

05

バランスボールを使ったエクササイズ

風船エクササイズ「上級編」

最後にバランスボールを使ったエクササイズをご紹介します。

ここまで、腹圧をコントロールするためには横隔膜のコントロールが大事だとお伝えしてきましたが、この横隔膜と対になるのが骨盤隔膜、つまりは骨盤底筋群です。

横隔膜は鼻呼吸をすることで意識がしやすくなるのですが、骨盤隔膜はなかなかイメージがつかみにくいものでもあります。

そこで風船とバランスボールを使うことで骨盤隔膜にアプローチをしていくのです。

1　風船を膨らませ、バランスボールを足で挟み込むようにしてボールに座ります。できるだけ股関節を開き、すねを床に対して垂直に立てます。足を大きく開いた方が内転筋から腸腰筋、骨盤底筋群の感覚がつかみやすくなります。

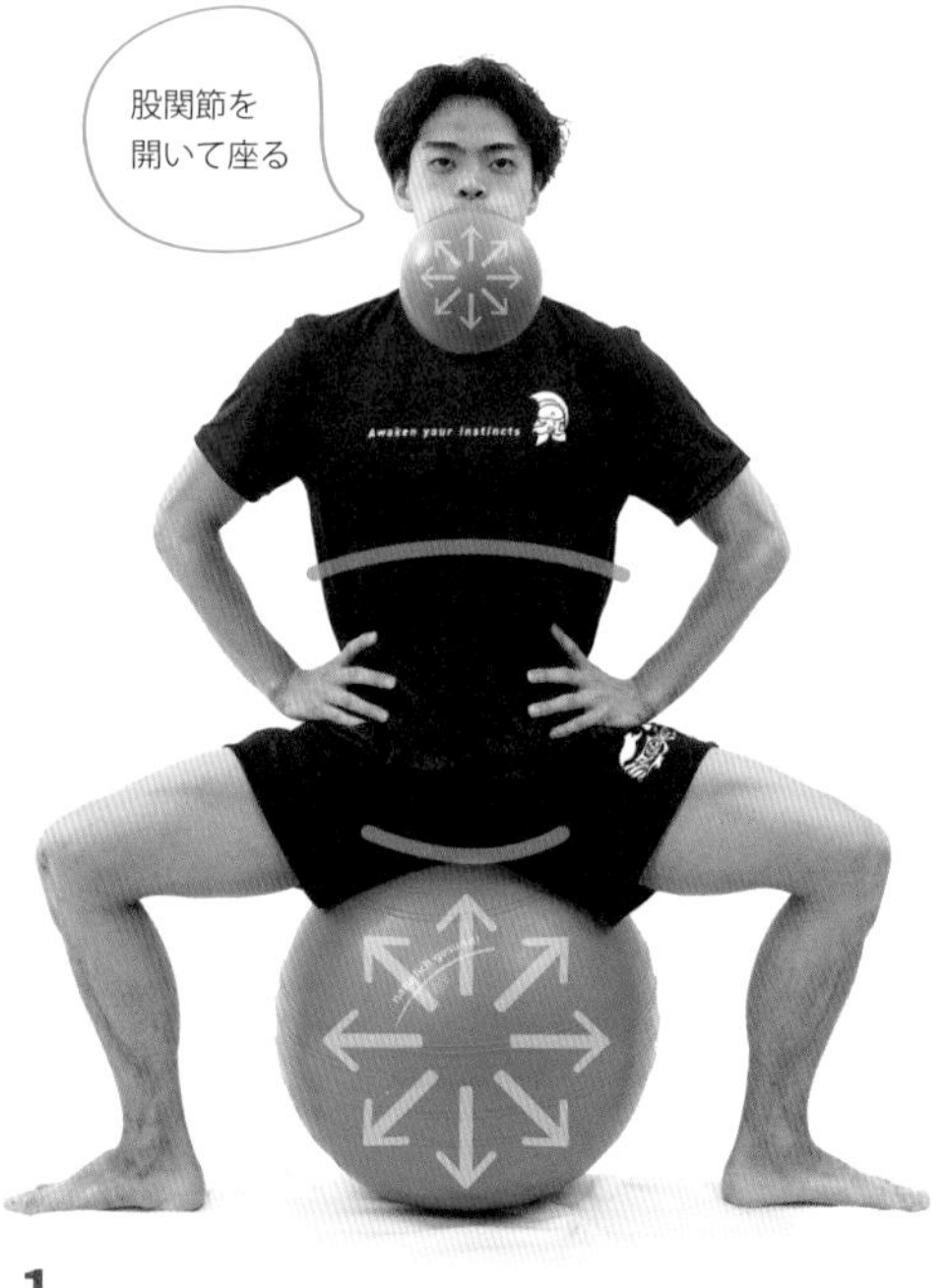

1

2　その状態で鼻から息を吸い込みます。この時に骨盤低筋群をバランスボールに押しつけるイメージで下腹部を膨らますように息を吸い込みます。体がバランスボールに垂直に沈んでいくような感覚です。

3　できるだけ腰を下ろした位置で、バランスボールからの反発力を骨盤底で受けながらRBBエクササイズ01（84頁）で行った呼吸を行います。

上級編で紹介したエクササイズは、どれもハードなものなので、無理をせず自分の体力に合わせて注意して行うようにしてください。闇雲に根性で頑張るのではなく、腹圧を基準にして、自分がどこまでできるのかを冷静に見極める力を養うのが大事です。そうすることで、いざという時に自分の持っている力をすべて使うことができるようになるのです。

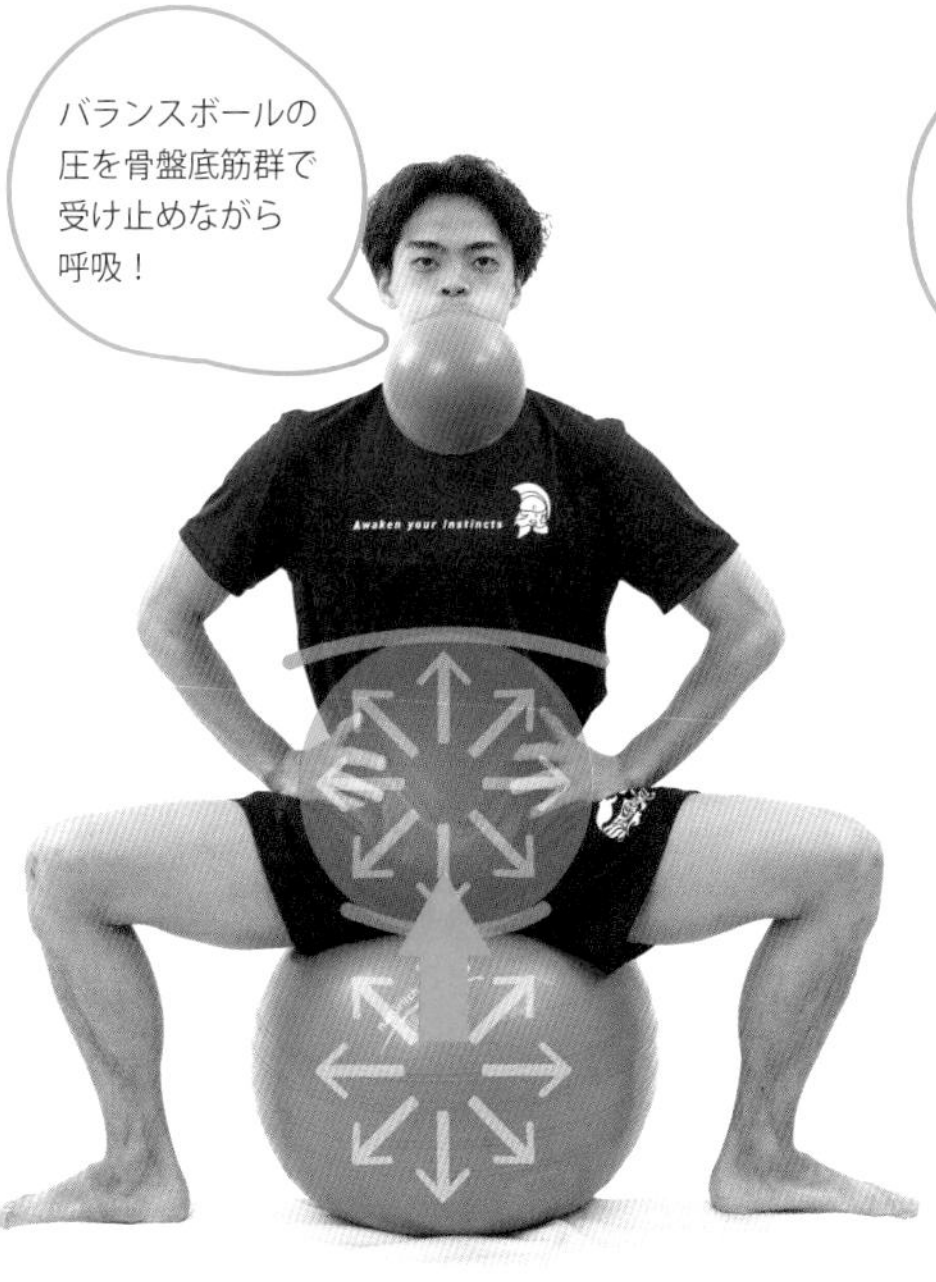
バランスボールの
圧を骨盤底筋群で
受け止めながら
呼吸！

3

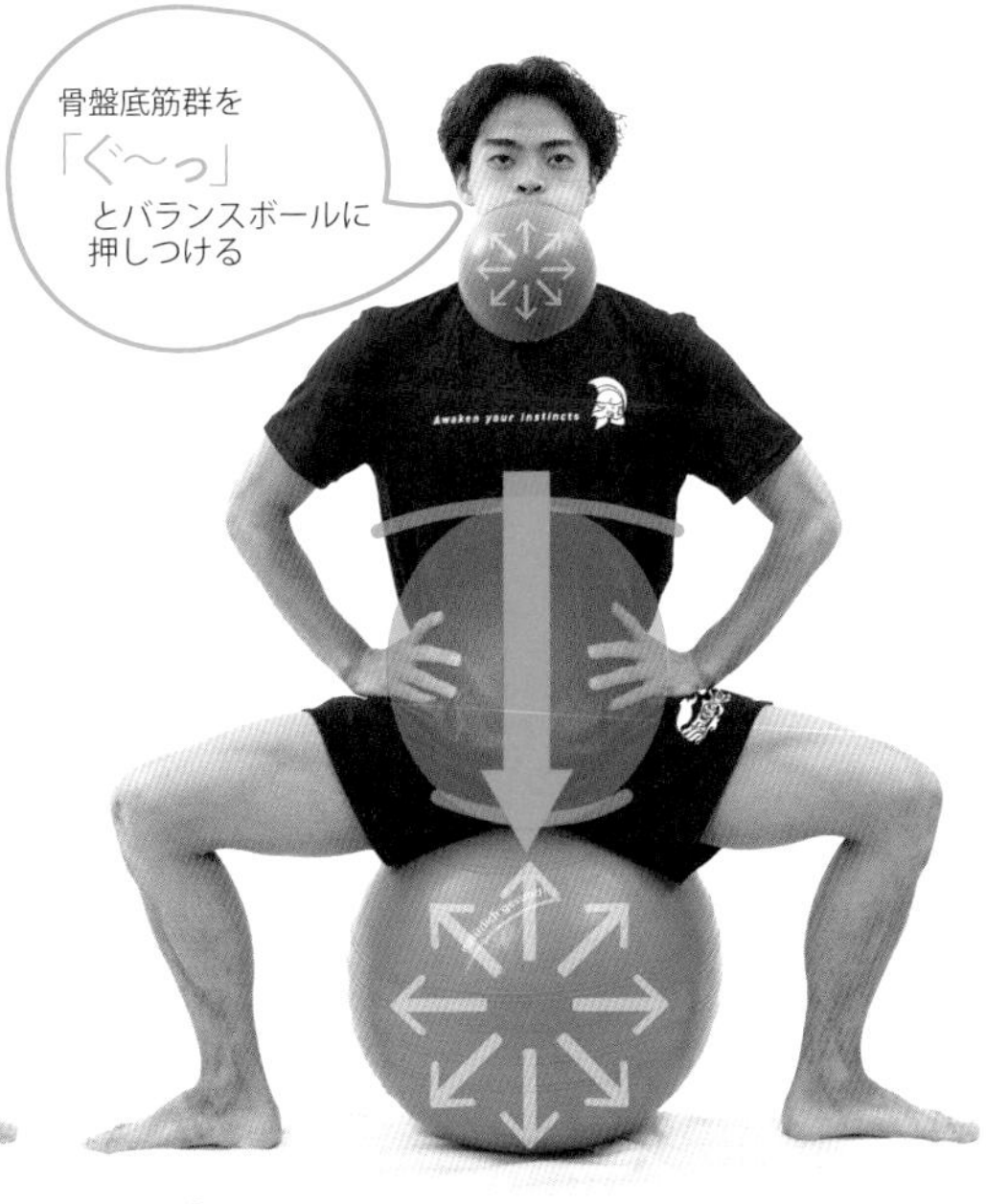

2

column

ストレスは「絶対悪」？

一般的に「ストレス＝悪いもの」というイメージですが、はたして本当にそうでしょうか？　そうした考え方の根底には、今日の文明が自然をコントロールし、快適さを目指してきた歴史があるのでしょう。ですが、ストレスを感じるということ自体は決して悪いことではありません。それどころかとても大事なことです。なぜなら危険を感じて起きる「ストレス反応」は自分の身を守るための大事な自己防衛システムだからです。

わたしたちの自律神経は危険を感じると、交感神経が優位に働きます。この反応はSAM系システム※と呼ばれるもので、アドレナリンやノルアドレナリンを放出することで、いつでも動けるように血圧や血糖値、心拍数、呼吸数などを上昇させ、危険に対して即行動できるようにします。瞬発的、短期的に起きることから、「FIGHT（闘争）or FLIGHT（逃走）反応」と呼ばれます。

実はわたしたちの体にはもうひとつHPA系システム※と呼ばれるストレス反応があります。こちらはコルチゾールという物質を放出することで免疫システムに働きかけて体を守ろうとするシステムで、細菌やウイルスなどの侵入による危機に対して体を守

※SAM系（sympathetic nervous adrenal medullary system 視床下部-交感神経-副腎髄質系）システム、HPA系（hypothalamic pituitary adrenal 視床下部-下垂体-副腎髄質系）システム。いずれも、危険（ストレッサー）を感じた時に起きるストレス反応です。

ろうとするのです。わたしたち人類はこの2つの防衛システムのおかげで、物理的な危機はもちろん、パンデミックのような感染病の危機を乗り越えてきたわけです。

この2つの防衛システムに共通するのは、いずれも短期的であることです。ちょうどビルの火災報知器のようなもので、煙や火を検知している間だけサイレンが鳴るイメージです。ところが、現代人の我々が感じている日常的なプレッシャーは長期に及ぶものが多く、ずっとサイレンが鳴り続けている異常事態なのです。

つまり、もともと生きるか死ぬかの瀬戸際で働く設定のストレス反応が、わたしたちのライフスタイルの変化で誤作動を起こしているわけです。その結果、メンタルの不調や免疫力の低下、そして腰痛といった体の不調（ストレス適応障害）の原因になっているのです。

風船エクササイズは、このストレス反応の誤作動を防ぎ、改めて正しく働いてもらうためのリセットボタンといえます。

おわりに

今でこそ「腰痛改善」のための本を書き、日々人に指導をしているわたしですが、実は「腰痛持ち」の一人でした。

思えば10代、20代の頃の酷い腰痛やギックリ腰などは、試合や大会で結果を求めるあまり自分に課していた無茶な練習や、当時はまだあまり知られていなかった過敏性腸症候群だったこともあり、心身のバランスが不安定なことが原因だったのでしょう。

なかでも「本番に弱い」「息が上がりやすい」「地に足がつかない」など、その頃のわたしが抱えていた悩みは、練習の不足や気持ちの持ちようのせいではなく、より具体的に体を支えてくれる舌圧と腹圧の不足に起因していたことが、自分の体験や、多くの患者さんやアスリートを診てきた今ならよくわかります。なかでも腰を痛めやすい人に多く見られるのが、舌の使い方（舌圧）を知らず、不適切な呼吸により適切な腹圧がかけられていないということです。

そうしたこともあり、本書では腰痛改善をテーマに、呼吸を可視化できる風船を使うことで、「呼吸の意識改革」に挑戦してみました。最初は思うようにできず、歯がゆく思うかもしれませんが、もともとわたしたちの体に備わった機能（呼吸）を取り戻すことが目的なので、続けるうちに必ず良い結果が出てきます。ご家族やお友達と一緒に風船エクササイズに励んでみてください。

最後に、忙しい舞台のスケジュールの合間をぬって本書のモデルとして参加してくださった、牧阿佐見バレヱ団の水井駿介さん、新鞍レナさんに心からのお礼を申し上げます。また体験談として多くの皆様からご意見をお寄せいただき、誠にありがとうございました。そして編集者の下村敦夫様にも深くお礼を申し上げます。

本書が皆様の腰痛改善だけではなく、心身の健康作りに少しでもお役に立てば幸いです。

心体義塾塾長・パフォーマンスコーディネーター 内田真弘

著者プロフィール

内田真弘《うちだまさひろ》

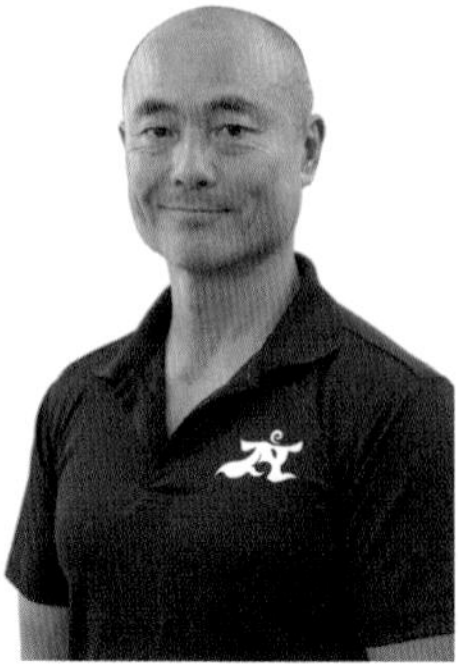

神奈川衛生学園専門学校 東洋医療総合学科教員、横浜国際プール はりきゅうマッサージ室室長、筑波大学 理療科教員養成施設 非常勤講師、東京衛生学園専門学校 東洋医療総合学科 非常勤講師。心体義塾塾長、ZAT（ゼロ式姿勢調律法）創始者、ZATグランドマスターパフォーマンスコーディネーター。

2001年ボディービルミスター神奈川選手権70キロ級優勝、2003年セントラルジャパンbody-buildingチャンピオンシップライト級2位。2007年東日本オープンbody-building70キロ級5位。

大学時代にスポーツクラブでのマシンインストラクターのアルバイトをきっかけに、トレーニング指導に興味を持ち、その後神奈川衛生学園専門学校に進学。同校に在籍時に、ドイツオリンピック役員でもあり、ヨーロッパのフィジオセラピスト協会の役員も務めた、故ハンス・ハルトック氏に招聘され、神奈川衛生学園専門学校卒業後に、渡独。本場ドイツの理学療法、スポーツセラピーをVPTアカデミーにて学ぶ。

VPTアカデミーでは、日本人でははじめてとなるスポーツフィジオセラピストの認定資格を取得。資格取得後、同アカデミーでPNF、モビライゼーション、解剖学などの講義のアシスタントとして活躍する。

日本に帰国後は、神奈川衛生学園専門学校東洋医療総合学科の教員として講義を行いながら、横浜国際プールはりきゅうマッサージ室室長として日々多くの患者の治療、オリンピック選手、プロアマ、競技種目問わず多くのアスリートのメンタル、フィジカル指導、ケアにも携わっている。

共著：『DVDでみるアスレチック・マッサージの実際』南江堂

心体義塾 WEBSITE

モデルプロフィール

水《みず》井《い》駿《しゅん》介《すけ》

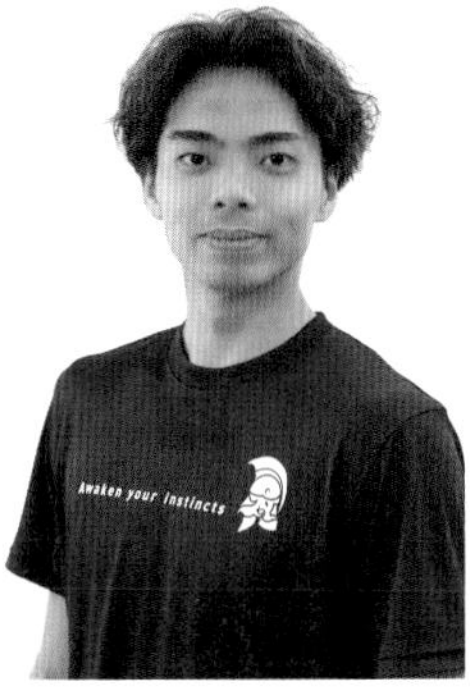

5歳よりバレエをはじめ、渡辺珠実、上田めぐみに師事。2009年よりウィーン国立バレエ学校に留学。2010年、シチリアバロッカ国際バレエコンクールのクラシック・ジュニアの部で第1位受賞。2011年、ウィーン国立バレエ学校を首席で卒業し、ウィーン国立バレエ団に研修生として入団。2012年ポーランド国立バレエ団に移籍。2016年コリフェに昇格する。『ラ・バヤデール』ブロンズアイドル、『ロミオとジュリエット』マキューシオを踊るほか、現代を代表する著名な振付家の作品に多数出演する。2019年より牧阿佐美バレヱ団に在籍し、『くるみ割り人形』『眠れる森の美女』『白鳥の湖』『リーズの結婚』『アルルの女』で主役を踊る。

新《にい》鞍《くら》レナ

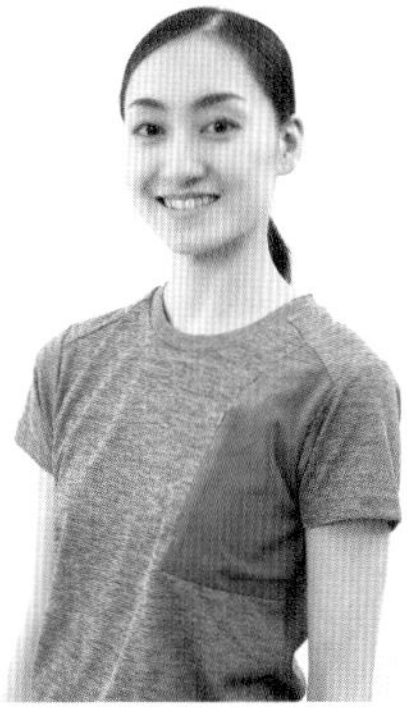

櫻井クラシックバレエ教室にて4歳からバレエをはじめる。櫻井朋子、松本宣子、久光孝夫に学んだ後、2014年に渡英し、ノーザンバレエスクールに留学。アントン・アレクサンドロフ、リサ・ローレンス、サイモン・グレイなどに師事。在学中にRAD（Royal Academy of Dance）検定試験にてAdvanced1、Advanced2共にDistinctionを取得。2017年に同校を卒業し、日本に帰国。2020年に牧阿佐美バレヱ団に入団。

コ2

腰痛解消《ようつうかいしょう》のポイントは「舌圧《ぜつあつ》」と「腹圧《ふくあつ》」！
内田式《うちだしき》 風船《ふうせん》エクササイズ

●定価はカバーに表示してあります

2023年9月11日　初版発行

著　者　内田《うちだ》 真弘《まさひろ》
発行者　川内 長成
発行所　株式会社日貿出版社
東京都文京区本郷 5-2-2　〒113-0033
電話　(03) 5805-3303（代表）
FAX　(03) 5805-3307
振替　00180-3-18495

写真　牛尾幹太
カバーデザイン　野瀬友子
本文イラスト　宮重千穂
モデル　水井駿介　新鞍レナ
印刷　株式会社シナノ パブリッシング プレス

ISBN978-4-8170-7057-9　http://www.nichibou.co.jp/